AF469605

MÉDECINS ET CLIENTS

PARIS. — IMPRIMERIE DE E. MARTINET, RUE MIGNON, 2

MÉDECINS

ET

CLIENTS

PAR

Le D' NOTTA

PRÉSIDENT DE L'ASSOCIATION MÉDICALE DU CALVADOS,
CHEVALIER DE LA LÉGION D'HONNEUR,
CHIRURGIEN DE L'HOPITAL DE LISIEUX, ETC.

DEUXIÈME ÉDITION

PARIS

V. DELAHAYE ET Cⁱᵉ, LIBRAIRES-ÉDITEURS

PLACE DE L'ÉCOLE-DE-MÉDECINE

1877

AU LECTEUR

Médecins et clients : Dire ce qu'ils sont et
ce qu'ils devraient être, tel est le but que je
me suis proposé dans ces lettres. Écrites au
courant de la plume à mesure que les divers
sujets qu'elles traitent se présentaient à mon
esprit, elles ont été en grande partie publiées
dans l'*Union médicale*. Je me suis décidé à les
réunir dans ce petit volume, sur les instances
de quelques amis peut-être trop bienveillants ;
je leur en laisse donc toute la responsabilité.

J'y ai joint deux lettres à M. Jolly sur le
tabac et l'alcoolisme. Elles touchent d'assez
près les choses de la médecine pour trouver
place à côté de celles qui les précèdent.

MÉDECINS ET CLIENTS

PREMIÈRE LETTRE

A UN JEUNE MÉDECIN.

Mon cher ami,

Vous venez de passer votre thèse, et avant de choisir votre résidence vous me demandez mon avis sur les relations que vous allez avoir désormais avec vos confrères et avec le public. Vos questions, je vous l'avoue, sont des plus délicates ; je suis flatté de la confiance que je vous inspire : mais je ne me trouve ni assez d'expérience, ni assez d'autorité pour vous tracer une ligne de conduite. Je me permettrai seulement de vous exprimer, sur la profession médicale, les idées qui m'ont été suggérées par une pratique de vingt années ; et je m'en rapporte à la sagacité de votre esprit pour ac-

cepter ce qui est juste et vrai et pour écarter
tout ce qui, n'envisageant qu'un seul côté des
questions, peut être par cela même entaché
d'erreur.

On fait de la médecine pour trois motifs :
par amour de la science, par amour de l'humanité, enfin pour gagner de l'argent. De ces
trois mobiles, le dernier, si l'on a une aisance
suffisante, n'est pas indispensable, quoiqu'il soit
souvent le plus puissant; et cependant, c'est
une grande erreur d'embrasser la carrière
médicale dans le but de faire fortune; il y a
bien, il est vrai, quelques exceptions, mais
elles sont en assez petit nombre pour que l'on
puisse, à juste titre, regarder ceux qui en sont
l'objet comme très-privilégiés, et encore beaucoup d'entre eux ne sont arrivés à ce résultat
que parce qu'ils avaient, à un haut degré, l'a-
mour de la science et l'amour de l'humanité,
qualités essentielles qui ne sont autre chose
que ce qu'on appelle la vocation, et sans lesquelles on ne saurait être un médecin dans
la véritable acception de ce mot. Ajoutez-y le

désintéressement, vous serez un médecin accompli.

Il en est qui sont médecins pour avoir un
état, une profession; ils auraient été aussi
bien avocats, receveurs de l'enregistrement,
fabricants de chocolat : je les plains sincère-
ment, ils ne sortiront jamais de la médiocrité
où ils végètent, et il n'y aura pas pour eux de
compensation à tous les ennuis professionnels.

Je maintiens que l'amour de la science est
une qualité essentielle, bien qu'elle ne soit pas
des plus communes. En effet, lorsqu'on a
quitté les bancs de l'école depuis un certain
temps, lorsqu'on est en possession d'une clientèle plus ou moins étendue, mais toujours ab-
sorbante, lorsqu'on habite la province, loin de
tout mouvement scientifique qui vivifie et qui
stimule, on se contente d'une situation acquise
et non disputée; on a quelques formules qui
sont toujours les mêmes, et, au bout de dix ou
quinze ans, on n'a rien ajouté à son bagage
scientifique : on est bien abonné à un journal
de médecine, mais on ne le lit guère; la fa-

mille, la clientèle, parfois la politique, souvent
le cercle, ne vous en laissent pas le temps.
Cependant, la science marche, des idées sinon
toujours originales, au moins rajeunies, sur-
gissent, des procédés nouveaux se produisent,
des progrès incontestables se réalisent; pour
suivre ce mouvement, pour lutter contre l'action déprimante du milieu qui nous entoure,
pour, après une journée laborieuse, s'arracher
aux douceurs du coin du feu et de la causerie
en famille, et s'enfermer solitaire dans son
cabinet, consulter ses auteurs, rédiger des
notes, il faut une rude énergie, et elle ne peut
être entretenue que par un vif amour de la
science; mais aussi celui qui le possède y
trouvera bien des jouissances et bien des con-
solations. Au milieu de tous les ennuis et de
tous les déboires de la profession, il sera sou-
tenu par l'intérêt scientifique, et, d'un autre
côté, la somme de ses connaissances augmen-
tant sans cesse, il en fera profiter ses malades
et sa réputation grandira chaque jour.

L'amour de l'humanité, du prochain, comme

dit le Catéchisme, doit être un des mobiles, une des qualités du médecin. Le début de cet alinéa va peut-être vous effrayer, mon cher ami ; vous n'aimez pas, avec raison, cette sensiblerie moderne que je compare volontiers à la sensibilité pleureuse des paralytiques, et qu'il est de mode aujourd'hui de vous servir à tout propos ; rassurez-vous, je tâcherai de rester dans la réalité.

Si l'homme de l'art ne sort pas du domaine de la médecine spéculative, cette qualité n'est pas nécessaire ; mais, aussitôt qu'il aborde la pratique, elle devient indispensable : elle est naturelle, d'ailleurs. On éprouve de la satisfaction à soulager un être qui souffre. L'amour de la science a donné le remède, l'amour de l'humanité donnera le moyen de l'appliquer en atténuant autant que possible les souffrances du patient. Tous les jours, le praticien assiste à des drames émouvants, à des douleurs cruelles, et, quelque habitué qu'il soit à cette sorte de spectacle, il est impossible qu'il ne prenne pas part aux maux dont il est té-

moin, et, plus d'une fois, une larme qu'il essuie
à la dérobée, un sanglot qui entrecoupe sa voix,
trahira une émotion mal contenue derrière
un visage impassible. Mais on n'a pas toujours devant les yeux le tableau de misères ai-
guës, si je puis m'exprimer ainsi. Il en est de
chroniques, et c'est là surtout que se révèle
l'âme du médecin. Quand, tous les jours, vous
passez à l'hôpital devant le lit d'un incurable,
dépourvu de tout intérêt scientifique, voué à
une mort fatale, vous ne pouvez rien pour lui,
et cependant un mot de consolation, une prescription insignifiante, mais qui lui fait croire
que l'on espère encore, n'est-ce pas un sentiment de bienveillance, de sensibilité pour ce
malheureux qui vous les dicte? C'est surtout
dans les affections incurables et de longue
durée que le médecin, s'il n'est pas naturellement bon et compatissant, restera infaillible-
ment au-dessous de la tâche qu'il doit remplir.
L'homme de l'art véritablement humain ne
renverra pas de l'hôpital, ainsi que je l'ai vu
faire, de pauvres phthisiques qui n'ont plus

que huit jours à vivre, uniquement pour que, à la fin de l'année, le chiffre des décès de son service soit moins élevé que celui de ses collègues. Malgré ces quelques ombres au tableau inhérentes à la nature humaine, ce n'est pas sans un sentiment d'orgueil que je pense au dévouement et au désintéressement du médecin. Dans la plupart des professions, tout n'est pas profit. Il y a des pertes d'argent à subir; on tâche de les éviter le plus possible : aussi, avant de s'engager, on prend ses précautions, on va aux informations; dans la nôtre, au contraire, et c'en est le beau côté, on s'engage d'abord, on soigne le malade, l'argent vient après, ou il ne vient pas.

Le désintéressement du médecin doit être complet, absolu; je ne veux pas dire par là que vous ne devez pas demander pour vos soins une rémunération convenable; mais, derrière le conseil que vous donnez au malade, il ne doit jamais y avoir la question d'argent; vous ne devez avoir d'autre but que son intérêt, c'est-à-dire sa guérison. Est-il avantageux pour lui qu'il s'éloigne de vous, qu'il se mette entre les mains d'un confrère qui, par la nature de ses travaux, est à même de lui rendre plus de services que vous, n'hésitez pas à l'y engager; en un mot, faites pour celui qui vous consulte ce que vous feriez pour votre mère, pour votre femme, pour votre enfant, et ne voyez jamais dans le malade une mine à exploiter. Croyez-le bien, en agissant ainsi il vous en restera toujours assez; si vous perdez un peu d'argent, vous gagnerez beaucoup de considération, vous acquerrez une grande indépendance, une grande liberté d'action, et, en même temps, vos conseils seront d'autant plus recherchés que l'on sera certain, en s'adressant à vous, qu'ils ne seront jamais dictés par un autre intérêt que celui de la vérité.

Je n'ai fait qu'esquisser les principaux mobiles qui poussent vers l'étude de la médecine et les qualités essentielles au médecin. Vous avez à un haut degré ces qualités : aussi puis-je vous prédire qu'un brillant avenir vous est réservé; mais, en commençant, vous allez vous heurter aux mille et une difficultés de l'exercice de la profession.

Si vous étiez resté à Paris, je vous aurais dit : «Suivez la carrière des concours.» Mais, puisque vous êtes décidé à vous établir dans une ville de province, fixez-vous autant que possible dans un centre d'une certaine importance. S'il y a une école secondaire ou une faculté libre, tant mieux pour vous qui aimez l'étude; cependant, il y a certaines sous-préfectures, voire même certains chefs-lieux de canton où l'on peut se faire une situation très-honorable.

Si vous avez l'intention de choisir votre résidence à la campagne, prenez bien vos renseignements avant de prendre un parti, étudiez le terrain avec soin. Sans doute il y a des contrées en France où un médecin peut, dans un bourg, se créer une position convenable; mais il en est beaucoup où, dans les conditions actuelles de l'existence, il lui est impossible de vivre (1), et c'est pour ce motif que certaines

(1) Si l'on veut entrer dans les détails, on touchera du

campagnes se dépeuplent de médecins. Nos législateurs, voulant remédier à ce mal, ont cru qu'en multipliant le nombre des facultés ils augmenteraient le nombre des médecins. Ici, comme presque toujours quand il s'agit de la médecine, ils ont été mal inspirés. Le niveau des études, qui n'est pas trop élevé, sera certainement abaissé, mais il n'y aura pas un médecin de plus dans les campagnes.

doigt la triste réalité de ce que j'avance. Je prendrai pour exemple les campagnes de la Normandie, c'est-à-dire d'une contrée réellement privilégiée au point de vue de la richesse. J'y ai connu, il y a vingt-cinq ans, beaucoup de médecins qui, bon an mal an, recevaient 3000 francs. Quand ils arrivaient au chiffre de 4000 francs, c'était une année exceptionnelle. Or ils payaient alors le sac d'avoine 10 à 12 francs, le foin 25 francs le cent, un cheval 300 à 350 francs. Aujourd'hui ces prix moyens ont plus que doublé, et je ne parle pas des autres choses essentielles à la vie. Or les honoraires du médecin de campagne, quand il est payé, sont loin d'avoir suivi la même progression. Il en résulte que sa position n'est plus tenable. Le sort d'un contre-maître dans une fabrique est mille fois préférable : au moins il a ses nuits !

———

DEUXIÈME LETTRE

A votre arrivée dans la résidence que vous aurez choisie, je vous engage à commencer par faire une visite à vos confrères : c'est un acte de déférence que vous leur devez. Vous ferez aussi une visite aux pharmaciens, non pas pour solliciter leur protection; mais, destiné à avoir des relations plus ou moins directes avec eux, il est naturel que, nouveau venu, vous alliez vous faire connaître à eux. Vient ensuite la question des visites générales. Quand on se fixe dans une ville et que l'on désire entrer en relation avec les principaux habitants de la cité, avec ce que l'on est convenu d'appeler la société, on fait une visite à chacune des personnes qui la composent. C'est une dure corvée, mon cher ami, mais je n'hésite pas à vous la conseiller. Vous trouverez des gens très-polis (il en est encore),

très-aimables, qui vous accueilleront avec
bienveillance, d'autres seront plus froids, d'autres enfin vous diront sottement : « J'ai mon médecin et n'ai point envie de le changer » (*sic*).
Je vous préviens, vous avez de l'esprit, de la
repartie, ne craignez point, ayez votre réponse
prête, plus vous les tancerez vertement, mieux
vous ferez, et sachez-le bien, il en est plus
d'un, parmi ceux que vous aurez le plus mal-
menés, qui deviendra un jour votre client, et
un client dévoué.

Je ne sais pas quelles sont vos idées religieuses; mais si vos convictions vous font aller
à la messe, tant mieux, vous aurez pour vous
le clergé, et son appui n'est point à dédaigner;
il a une grande influence. Qui sait? il vous
mariera peut-être, et vous découvrira une
riche héritière. Si vous n'avez pas la foi, je ne
vous ferai pas l'injure de supposer un instant
que vous irez à l'église pour gagner les faveurs
du clergé, ce qui n'est pas difficile. Il se contente de la manifestation extérieure, mais il y
tient. Laissez ce soin à ces caractères bas et

vils, à ces tartuffes qui ne croient à rien, mais
qui, le dimanche, un gros livre à la main, dans
le banc-d'œuvre, psalmodient avec les chan-
tres, à la grande édification de quelques dé-
votes, et qui, dans leur vie privée, donnent le
scandale de tous les désordres.

Si vous ne fréquentez pas l'église, le clergé
naturellement sera mal disposé à votre égard;
mais lorsque votre réputation aura grandi et
sera incontestée, vous ne serez consulté que
par les prêtres, dont l'esprit élevé et libéral
saura apprécier votre talent et votre honorabilité, et aussi par quelques bons curés de campagne qui, avec quelque apparence de sagesse,
placent le désir d'être guéri avant toute autre
considération; mais les cléricaux purs, ultra-
montains, vous tiendront toujours en sus-
picion.

Puisque nous parlons du clergé, finissons-
en de suite avec lui; le prêtre et le médecin
se rencontrent souvent au lit du malade; mais
la tâche de chacun d'eux est bien nette, bien
distincte. Notre mission est de guérir, et,

quand nous ne le pouvons pas, de soulager.
Rien de plus, rien de moins. Nous devons jusqu'au dernier moment aborder notre malade
avec une parole d'espérance; elle sera toujours
bien accueillie, car l'homme espère toujours,
même à sa dernière heure. La tâche du prêtre,
j'en conviens, est souvent fort difficile; mais
il ne nous appartient pas de lui en faciliter
l'accomplissement; nous n'avons pas le droit
de nous immiscer dans les choses de la religion : une fois lancés dans cette voie, où sera
la limite?

Toutefois, il est des situations délicates :
lorsque, par exemple, le malade prie le médecin de l'avertir quand il sera temps de demander les secours de la religion. En général,
on se tire d'affaire en s'inspirant des circonstances dans lesquelles on se trouve, et l'on
conclut, pour dégager sa responsabilité, en
engageant à recevoir la visite du prêtre. Une
fois, j'ai rencontré un terrible logicien. Permettez-moi de vous conter comment je tour-
nai la difficulté. Je donnais des soins à un

jeune homme de vingt ans atteint d'une phthisie pulmonaire arrivée à sa dernière période. Il avait déjà reçu plusieurs visites de l'abbé X..., mais sans résultat. Sa mère, extrêmement pieuse et convaincue, voyait son chagrin s'accroître à la pensée qu'une crise fatale pouvait le surprendre. Un jour, il me dit : « Docteur, franchement, puis-je guérir? On veut que je me confesse. Si je dois me rétablir, c'est inutile, on me demandera de faire des promesses que je ne tiendrai pas; si, au contraire, je dois mourir, j'y suis tout disposé.

— Mon cher enfant, lui répondis-je, vous guérirez; pour moi, ce n'est pas douteux; mais vous ne pouvez pas vous dissimuler que vous avez une affection rebelle, sérieuse. Depuis plus de deux ans vous souffrez. Madame votre mère s'inquiète; elle s'afflige de voir que la guérison se fait attendre; vous savez combien elle est pieuse, combien sa foi est vive; elle est convaincue que si vous approchez des sacrements, vous hâterez votre guérison; c'est une croyance qui, du reste, est enseignée par

la religion ; je comprends le sentiment de
votre mère, et, en vérité, il me semble que, si
j'étais à votre place, je lui donnerais cette satisfaction. Vous la rendriez si heureuse ! »

Le lendemain, il me dit en me tendant la
main : — « Ma foi, docteur, j'ai réfléchi à ce
que vous m'avez dit ; j'ai suivi votre conseil. »

Vingt-quatre heures après, il était mort.

Depuis ce jour, j'ai fait la conquête de
l'abbé X... Dans plus d'une circonstance il a
pris ma défense, et, quand il me rencontre, il
me donne toujours une poignée de main d'une
façon toute cordiale.

Brillat-Savarin juge son homme par ce
qu'il mange ; je le jugerais volontiers par le
choix de son médecin.

Votre réputation d'homme instruit n'est
pour rien dans la détermination de beaucoup
de gens, le motif le plus futile, des considérations tout à fait secondaires décident leur
choix ; il en est qui vous disent : « Je n'ai
aucune confiance dans mon médecin, et si
j'étais sérieusement malade, j'en voudrais cer-

tainement un autre. » Comme si au début
d'une maladie on pourra savoir quelle en sera
la durée et la gravité! Vous ne pouvez rien
contre la sottise et l'imprévoyance humaines,
acceptez les clients, quel que soit le mobile
qui les attire vers vous. Parmi ceux que le
hasard ou la curiosité vous ont amenés, quelques-uns vous resteront; ceux qui réfléchis-
sent et qui trouvent dans votre instruction et
votre honorabilité des garanties sérieuses, vous
seront fidèles et dévoués; enfin il en est qui
vous quitteront comme ils sont venus, sans
trop savoir pourquoi, après même que vous
leur avez rendu les plus grands services.

Je vois d'ici votre indignation contre tant
d'ingratitude, et cependant vous avez tort.
Quand vous avez soigné un client, une fois
que la maladie est terminée et qu'il vous a
rémunéré de vos soins, il est quitte envers
vous. Il ne vous doit plus rien, — plus rien,
— entendez-vous bien? — Mais la reconnaissance? La reconnaissance est l'apanage des
âmes d'élite : la demander à tout le monde,

ce n'est pas connaître l'humanité. Si vous y comptez, vous aurez des déceptions continuelles. Quand elle viendra, et vous la trouverez sous les formes les plus délicates dans tous les rangs de la société, vous y serez d'autant plus sensible que vous ne la regarderez pas comme une chose due. Pénétrez-vous bien de cette manière de voir, ayez-la toujours présente à l'esprit, et elle vous permettra de supporter avec calme, souvent avec indifférence, des ingratitudes qui autrement vous rendraient malheureux. Mais si vous faites des élégies sur la reconnaissance et l'ingratitude des malades, comme j'en ai quelquefois entendu, vous perdrez votre temps, vous ne changerez pas la marche des choses, et vous assombrirez votre esprit qui a déjà bien assez de sujets de tristesse ; suivez les conseils du proverbe : prenez les hommes pour ce qu'ils valent ; à ceux qui vous témoignent de la confiance, vous devez tout ce que vous avez d'intelligence, de dévouement ; à ceux qui vous prennent aujourd'hui et vous

quittent demain, vous êtes tenu à moins
d'abnégation. Vous allez les voir quand vous
n'avez rien de mieux à faire. Cependant, si
vous avez commencé à soigner une maladie, vous devez aller jusqu'au bout. Quand on
vous a quitté soit par caprice, soit parce que,
ayant donné des soins dévoués, mais impuissants, votre présence rappelle un douloureux
souvenir, soit pour tout autre motif, ne témoi-
gnez jamais de mauvaise humeur, n'imitez
pas ces médecins qui ne saluent plus leurs
clients infidèles, qui ne leur parlent plus et
refusent d'être leur partenaire au whist. Ils sont
simplement ridicules. Au contraire, que rien
ne puisse faire soupçonner dans le monde
que vos relations comme médecin sont rom-
pues; vous n'empêchez pas ainsi le client
égaré de revenir à vous, et vous conservez sur
lui l'avantage de la situation.

Je ne dois pas terminer le chapitre de la
reconnaissance des malades sans vous faire
remarquer combien le client est mauvais
appréciateur du service que vous lui rendez.

2

Un homme se casse la jambe, vous la lui re-
mettez sans le faire souffrir, et, grâce aux progrès de la science moderne, vous lui per-
mettez au bout d'une quinzaine de jours de se
lever et de passer ses journées assis dans son
fauteuil, jusqu'à parfaite guérison. Vous ne
lui avez fait qu'un petit nombre de visites. A
peine vous saura-t-il gré de votre habileté, et
vous n'êtes pas certain qu'il n'émettra pas un
doute sur la réalité de la fracture. « Ce n'est
pas comme moi, dira le voisin, qui avec la
même fracture aura eu un autre chirurgien;
parlons-en de ma fracture. Je suis resté cin-
quante jours sans dormir, j'ai eu des plaies
au talon. Il faut en avoir eu pour savoir ce
que c'est! Mais, je dois le reconnaître, mon
médecin m'a parfaitement soigné, il venait
tous les jours et même deux fois par jour. J'ai
été bien heureux de l'avoir! » Tant il est vrai
que ce qu'on oublie le moins, c'est la douleur.
C'est probablement pour cela que le peuple
ne connaît pas même le nom de ses bienfai-
teurs, mais qu'il conserve la mémoire de ceux

qui ont été prodigues de son or et de son sang.

Cependant il faut être juste, le public est, dans beaucoup de cas, absolument incapable de juger le médecin. Ainsi le malade pourra-t-il jamais croire qu'en enlevant l'épithélioma gros à peine comme un pois, vous lui sauvez la vie, et que vous lui rendez un plus grand service que le chirurgien qui, ayant laissé le mal prendre un plus grand développement, est obligé de faire une opération qui frappera les yeux de tous? Cette incapacité du client à nous juger, à nous apprécier, est une des principales causes d'injustice et de déboires dans notre profession : aussi est-ce surtout dans la satisfaction du bien accompli que nous devons avant tout chercher la récompense de nos actes.

TROISIÈME LETTRE

A UN JEUNE MÉDECIN.

Ne donnez jamais une consultation sans prendre le temps nécessaire pour bien examiner votre malade. Il y a des clients maladroits qui ne manquent jamais de venir vous demander un avis en dehors de vos heures, au moment où vous partez pour un rendez-vous. C'est très-urgent, — il y a deux mois qu'ils souffrent. — Ne vous débarrassez jamais de ces fâcheux par une ordonnance faite à la hâte. Vous vous exposez ainsi à faire des erreurs de diagnostic, et, si par malheur cela vous arrivait, ils ne manqueraient pas de vous le reprocher amèrement. Si vous n'avez pas le temps de les examiner sérieusement, renvoyez-les au lendemain.

Avant tout, vous devez être consciencieux. Vous n'imiterez pas ce confrère important qui cumule toutes les places. Il est à la fois médecin de l'hôpital, du bureau de bienfaisance, de la crèche, de la salle d'asile, des pompiers, de la prison, des épidémies, de toutes les sociétés de secours mutuels présentes et futures, etc., etc. De tous ces emplois il ne tient qu'aux titres. Il s'est fait ainsi un dossier respectable auprès de l'administration qui ne peut juger le sac que d'après l'étiquette. Il est au mieux avec le préfet qui le regarde comme l'homme providentiel du département : aussi l'a-t-il fait décorer. Quant aux malades, il les visite peu. N'acceptez une ou plusieurs de ces fonctions honorifiques que si vous avez l'intention formelle d'en remplir toutes les obligations.

Ne faites à vos malades que le nombre de visites qui leur est strictement nécessaire, quelle que soit d'ailleurs leur situation de fortune. Quand on souffre, on trouve que le médecin ne vient jamais assez souvent ; une fois guéri, quand le quart d'heure de Rabelais arrive, on trouve qu'il a fait beaucoup de visites.

Vous devez toujours témoigner à votre malade une sécurité complète. Réfléchissez bien avant de faire une prescription, et ne laissez jamais paraître la moindre hésitation dans votre thérapeutique. C'est le moyen de lui inspirer une confiance entière, absolue, confiance qui doit exister jusqu'à la fin. Si un jour, par un motif quelconque que vous n'avez pas même à rechercher, votre client ou ceux qui l'entourent paraissent un peu moins confiants, et cela se voit de suite, immédiatement mettez-les au pied du mur, demandez une consultation. Votre insistance souvent la fera rejeter et vous redonnera toute autorité auprès du malade et de sa famille. Si, au contraire, vous attendez qu'on vous la propose, et que la maladie tourne mal, on pourra quelquefois vous faire sentir que, si la consultation avait eu lieu plus tôt, on aurait peut-être pu, avec d'autres moyens, conjurer le fatal dénoûment.

Si vous devez affecter une grande sécurité auprès du malade, votre conduite doit être différente auprès de la famille : elle ne doit rien ignorer; sans doute il faut toujours laisser une porte ouverte à l'espérance, mais il ne faut pas dissimuler la gravité du mal, et cela dès le début. Si la famille veut une consultation, ce n'est pas quand la maladie est arrivée à sa dernière période qu'un second avis peut être utile; or on n'a pas le droit de l'en priver.

On entend parfois certains médecins, surpris par une mort qu'ils n'avaient pas prévue, soutenir gravement qu'ils savaient parfaitement à quoi s'en tenir, mais qu'ils n'avaient pas eu le courage de dévoiler l'horrible vérité. C'est un procédé honnête pour pallier une erreur de diagnostic; il y a des médecins, plus habiles qu'instruits, qui érigent en principe cette manière de faire, et ils trouvent dans le public des niais qui croient à cette sensiblerie.

Quand vous êtes agréé, je dirai presque entré dans une famille, vous pourrez en devenir l'ami, évitez d'en être le conseil; qu'une dissension survienne, vous ne devez prendre parti pour personne : vous êtes médecin et vous vous devez également à tous. Autant que possible, ne soyez pas le dépositaire des secrets de famille, excepté de ceux qui vous sont imposés par votre profession. En un mot, ne remplissez pas le rôle de ce médecin qui s'implante dans la famille, est le confident du mari, le conseil de la femme, dirige l'éducation du fils, marie la fille, choisit les domestiques. Ce rôle, qui n'a d'autre but que de se rendre nécessaire, indispensable et de s'assurer la clientèle de la génération suivante qui souvent échappe; ce rôle est mesquin et je le trouve indigne de la profession.

Il est des gens (remarquez que je ne dis pas tous, seulement je vous avertis), il est des gens qui, ayant le privilége de la naissance, regardent le médecin comme faisant partie de leur maison. Ils ont avec vous une certaine familiarité : vous arrivez, ils viennent au-devant de vous, vous serrent les mains, vous êtes dans le tête-à-tête; mais entrez dans leur salon, au milieu d'une réunion des leurs, ils vous

font un salut poli, pas un ne vous tendra la
main, vous n'êtes pas de leur monde. Chaque
fois que vous êtes appelé au château, on vous
invite à déjeuner ou à dîner; votre couvert
est toujours mis, comme celui du facteur,
seulement vous mangez à la table des maîtres;
et, en effet, votre présence est une bonne fortune, vous apportez les nouvelles de la ville,
et puis, à la campagne, les soirées sont longues, vous rompez la monotonie d'un tête-à-
tête conjugal. Acceptez si telle est votre humeur. Moi, je refuse toujours.

Il y a des clients qui sont d'une exigence
intolérable; dès que leur personnalité est en
jeu, vous ne devez penser qu'à eux. Ils vous
dérangent à des heures impossibles; ils vous
font relever la nuit, et si vous leur faites observer qu'ils ne sont pas seuls au monde, que
vous avez d'autres malades non moins intéressants qu'eux, que vous n'avez pas pu vous rendre immédiatement à leur appel : « Mais,
monsieur, il me semble que quand on paye un
médecin, on a bien le droit...» Je ne finis pas

la phrase, car je vous vois, vous avez déjà pris votre chapeau et tourné les talons. Après une ou deux de ces exécutions, car cela se raconte de proche en proche, on trouvera peut-être que vous êtes susceptible quand vous n'aurez été que digne; mais on ne s'y frottera plus.

Vous trouverez des gens qui auront l'air de vous faire une grande faveur en venant vous consulter. Vous supporterez cela dans les commencements; mais, comme tout a un terme en ce monde, il viendra un moment où vous leur rappellerez qu'ils sont vos obligés et que vous n'êtes pas le leur.

Il en est d'autres qui, à peine dans votre cabinet, se croient dans la nécessité de dire du mal du médecin qui leur a précédemment donné des soins. Ne les laissez pas achever : hors de chez vous, ils vous traiteront de même; il n'est pas mauvais de le leur dire de temps en temps.

Un soir, à L..., je rencontre B..., un de mes anciens camarades, que je n'avais pas revu depuis notre séjour à Paris. Il me raconte qu'il est dans une bonne position, tellement occupé qu'il n'a pas le temps de lire un journal politique. Il y avait un quart d'heure que nous causions quand je lui vois tirer sa montre. « Neuf heures! le boston de la marquise. Pardon! il faut que je te quitte; voilà une demi-heure qu'elle m'attend. » Et tous les jours, depuis dix ans, le malheureux, quand il n'en est pas empêché par un accouchement, passe ainsi sa soirée. Aussi son bagage scientifique ne s'est guère accru, ou, pour être exact, s'est fort amoindri; mais il n'a pas son égal pour le picolo, et souvent il fait perdre à la vieille marquise la misère des quatre as qui est son coup favori.

Il est neuf heures du soir, il fait un temps affreux. Vous avez couru toute la journée. Vous êtes brisé de fatigue. Enfin, vous venez de vous asseoir au coin du feu, les pieds dans vos pantoufles. Votre soirée est à vous. Vous avez une opération grave à faire le lendemain, vous êtes bien aise d'y réfléchir, d'étudier le procédé opératoire qui peut le mieux convenir à votre malade; tout à coup un formidable coup de sonnette se fait entendre : c'est la femme de chambre de madame X... qui vous prie de venir de suite. Sa maîtresse est très-mal. Vous vous rhabillez à la hâte; vous accourez chez votre cliente; vous la trouvez dans son salon; elle a même la gracieuseté de venir au-devant de vous. Depuis une dizaine de jours elle souffre d'un léger bobo pour lequel elle vous aurait bien fait demander demain matin; mais, ce soir, il fait si mauvais, qu'elle est seule, elle s'ennuie et elle vous a envoyé chercher. Vous êtes, quand vous le voulez, un causeur agréable, et l'on espère bien vous garder le reste de la soirée. La première fois, je me dérange et ne reste que le temps strictement nécessaire pour examiner la malade et écrire mon ordonnance; la seconde fois, je ne fais ma visite que le lendemain.

Quand on vient vous demander, si vous n'êtes pas disposé à recevoir, ne faites jamais répondre que vous dînez ou que vous reposez;

faites dire que vous êtes sorti. Le malade n'admet pas que le médecin ait besoin de manger, boire, dormir ni d'accomplir les diverses fonctions essentielles à la vie des autres mortels; le médecin doit être à toute heure, nuit et jour, à sa disposition. Quand on lui a dit que vous n'êtes pas chez vous, cela coupe court à toute prétention de sa part. Si, au contraire, il sait que vous y êtes, quelle que soit la situation dans laquelle vous vous trouvez, il franchit tous les obstacles, sous prétexte qu'il n'a qu'un seul mot à vous dire. Je me rappelle avoir été ainsi persécuté par un fâcheux pendant que je prenais un bain.

Rien n'égale l'indiscrétion de certains clients : l'un vous arrête dans la rue et vous demande une consultation pour sa femme; l'autre monte dans le même wagon que vous pour vous entretenir de sa santé; un autre vous aperçoit à la gare et vous persécute jusqu'au départ du train. Défiez-vous particulièrement des gares de chemin de fer, vous y serez toujours traqué. C'est du reste un peu partout le sort du médecin. Un de mes confrères me racontait que, chargé un jour de demander la main de la fille d'un riche négociant, ce dernier termina la séance en le consultant pour un malaise dont il souffrait depuis une quinzaine de jours. Le confrère se soumit de la meilleure grâce. Quand on est embassadeur il faut bien être un peu diplomate.

QUATRIÈME LETTRE

A UN JEUNE MÉDECIN.

Un mot sur vos relations avec vos confrères au point de vue de la clientèle.

Lorsque, dans le cours d'une maladie, survient un accident imprévu qui nécessite un secours immédiat, si le médecin ordinaire est absent, celui auquel on s'adresse s'abstient de toute réflexion, prescrit seulement ce qu'il faut pour remédier au plus pressé, et, sa visite devant être portée au compte du médecin habituel, refuse toute espèce d'honoraires; mais il arrive parfois que la famille saisit cette occasion pour demander une consultation. Répondez alors d'une manière évasive; que sur un simple aperçu vous ne pouvez vous prononcer; que le temps vous manque, et que vous auriez besoin de vous entendre avec le médecin traitant; évitez tout ce qui pourrait paraître une critique de la conduite de votre confrère, et, si vous ne partagez par sa manière de voir, ne le laissez pas paraître; seulement, si vous croyez avoir reconnu une erreur de diagnostic grave, compromettante pour la vie du malade, prévenez-en le confrère, mais que la famille ignore votre démarche.

Un autre cas peut se présenter; je le spécifie parce qu'il me permet de mieux rendre ma pensée : Un accident survient; une fracture, par exemple. Vite, un médecin tout de suite! On court chez le sien, il n'y est pas. On va frapper à toutes les portes. Enfin on vous trouve. Quel devra être votre rôle? Après les premiers soins donnés, vous devez vous retirer en déclarant au blessé que son médecin pourra à son retour continuer ce que vous avez commencé. Cette façon d'agir est, à mon sens, la seule possible, la seule digne. Vous ne vous imposez pas, et vous laissez au malade toute sa liberté. Il arrivera alors de deux choses l'une : ou le blessé, très-heureux de cette circonstance pour changer de médecin, insistera pour que vous lui continuiez vos soins; vous pouvez alors le faire en toute conscience; ou bien il reprendra son médecin, mais il vous saura gré de votre procédé, et vous aurez gagné en considération ce que vous aurez perdu en argent, et, quoi qu'on en dise, c'est un bon placement que vous retrouvez plus tard. Cette manière d'agir n'est pas universellement adoptée. J'ai en pareil cas assisté, comme spectateur, croyez-le bien, à une véritable course au clocher, où la place est au premier occupant. Le premier arrivé s'est emparé du membre, c'est son bien, c'est sa propriété. Il permet, il est vrai, au malade d'appeler en consultation le médecin de la maison, qui arrive à la seconde heure; mais il faut le subir jusqu'à la fin, à moins que le pauvre patient n'ait l'énergie et le bon sens de remercier cet accapareur dès le premier jour. Bien des malades n'ont pas ce courage, et j'en ai vu plus d'un s'en repentir amèrement lorsqu'il n'était plus temps.

Si, parfois, on rencontre chez quelques médecins cette *invidia*, qui est devenue un adage, il faut avouer, comme circonstance atténuante, que les clients font bien tout ce qu'il faut pour chercher à l'exciter, même chez les natures qui ont le moins de propension pour ce vilain défaut. On ne manque pas de gens qui viennent vous rapporter un propos désobligeant tenu sur votre compte par un confrère; d'autres vous envoient chercher, vous consultent; vous croyez être leur médecin, puis un beau jour vous découvrez que vous n'en êtes que la doublure; ou bien, si le vrai médecin vient à apprendre que vous naviguez dans ses eaux, et s'il en fait l'observation au malade, on vous sacrifie, on prétend que vous vous êtes imposé, que l'on n'a pu se débarrasser de vous, que vous faisiez des visites d'ami; que sais-je? Vous n'avez encore là qu'une règle de conduite : agir franchement, ouvertement, donner des explications au confrère qui se croit blessé, et traiter les gens de cette sorte comme ils le méritent.

Vous trouverez des personnes qui vous donneront le conseil d'aller une fois par semaine, le jour du marché, donner des consultations dans tel ou tel gros bourg du voisinage. « Vous vous ferez ainsi connaître, vous dira-t-on, et puis vous aurez beaucoup de monde, d'autant plus qu'il n'y a dans ce bourg qu'un officier de santé, ou un médecin qui n'inspire aucune confiance. » Gardez-vous de suivre cet avis. D'abord le médecin est comme le notaire, il doit rester chez lui, attendre le client et non pas courir après. Laissez cette manière aux pédicures, aux dentistes, aux spécialistes de troisième ou de quatrième ordre, qui vont de ville en ville, annonçant leur arrivée à grand renfort d'affiches et offrant leurs services comme des commis voyageurs. Le cabinet du médecin ne doit pas être dans une auberge.'

Maintenant, quand bien même votre dignité ne serait pas un jeu, au nom de votre intérêt, je vous dirais : « Abstenez-vous. »

En effet, tout d'abord, vos consultations pourront avoir quelques succès, et comme, en débutant, vous serez peu occupé, cette journée passée loin de chez vous ne vous sera pas préjudiciable, au contraire. Mais lorsque le prestige de la nouveauté aura disparu, le nombre des consultations diminuera; puis, lorsque votre clientèle sera constituée, lorsqu'elle sera nombreuse, ces absences à jour fixe pourront vous créer des ennuis; ensuite, le confrère sur les brisées duquel vous viendrez vous verra d'un fort mauvais œil, et au lieu de vous appeler en consultation dans les cas graves, il fera venir un confrère d'une autre ville; vous serez même heureux s'il ne cherche pas à vous jouer quelque autre mauvais tour. En sorte que, tout bien considéré, ces consultations ne vous rapporteront pas grand profit, et le mieux à tous les points de vue est de rester chez vous.

Dans certains cas graves, difficiles, lorsqu'on a sur les bras une lourde responsabilité, les consultations ont leur raison d'être et leur utilité; mais le plus souvent elles sont provoquées ou par un caprice du malade, ou par l'insistance de l'entourage auquel vous n'inspirez pas une confiance entière, ou encore par le zèle d'héritiers qui, tout en guettant leur proie, veulent donner au moribond un dernier témoignage de leur sollicitude. « J'appellerai tous les médecins de la ville en consultation, » me disait l'un d'eux auprès d'un vieil oncle qui devait lui laisser un fort bel héritage. Les bons, les médiocres, les mauvais, tout y a passé. Il lui fallait le tas. En pareille circonstance, les consultations ne servent à rien. Elles ne peuvent être qu'une satisfaction pour la famille ou pour le malade. C'est d'ailleurs leur droit, il n'y a donc pas lieu de s'y opposer; il serait même de mauvais goût d'en paraître contrarié.

Il en est de la médecine comme de toutes les autres professions. Parmi ceux qui l'exercent, il en est d'instruits, d'habiles; mais il en est aussi qui ne savent rien, et entre ces deux extrêmes se trouvent tous les degrés intermédiaires. Si donc à vous qui êtes un médecin sérieux et capable, on propose une consultation avec un confrère ignorant, que ferez-vous? Il n'y pas à hésiter, vous devez accepter. De même encore, si le consultant est un officier de santé, je prétends que vous n'avez pas le droit de le récuser. En effet, est-ce que le public, et je parle ici de ce public bête qui ne raisonne pas plus en médecine qu'en politique et qui forme, hélas! la majorité, sait faire la différence entre le médecin instruit et celui qui ne l'est pas, entre un officier de santé et un docteur? Il ne voit là qu'un médecin de plus. Or on lui a dit que ce médecin avait guéri un malade atteint de la même affection que celui que vous soignez, cela suffit pour qu'il désire vous l'adjoindre. A tout prendre, son raisonnement n'est pas faux : il ne doit

pas y avoir de médecins ignorants. Ne sont-ils
pas tous reçus par la Faculté après examen?
Si elle leur a donné le diplôme, c'est qu'ils sont
capables. Quoi qu'il en soit, le confrère ou
l'officier de santé qui se trouvera avec vous
vous saura gré de votre condescendance; il la
reconnaîtra en n'entravant pas votre traitement. Vous dirigerez d'ailleurs la consultation,
et souvent vous vous ferez un ami d'un confrère que votre supériorité tendait à indisposer
contre vous.

Cette condescendance à l'égard de tout ce
qui a le titre de médecin, ce respect de la volonté du malade a cependant une limite. Si
l'on vous propose une consultation avec un
homœopathe, un rebouteur, en un mot avec
tout individu qui n'a pas de titre légal pour
exercer la médecine, vous devez refuser net.
Vous ne parlez pas la même langue, vous ne
pourriez pas vous comprendre; et si de semblables guérisseurs sont admis au chevet de
votre client, vous devez leur céder le pas et
vous retirer.

Maintenant, quelle sera votre attitude dans les consultations? La situation est parfois assez délicate. Si vous avez le bonheur d'être avec un maître, votre rôle est tout tracé : vous écoutez. Si vous vous trouvez avec un confrère instruit, comme vous appartenant à la même génération médicale, vous arriverez toujours, sinon à tomber complétement d'accord, à vous entendre parfaitement; mais si vous avez affaire à un ignorant, et par cela même à un entêté, ou bien à un médecin d'un autre âge, à un broussaisien, par exemple — et on en rencontre encore; c'est si commode cette doctrine de Broussais! — vous n'avez qu'un moyen de vous tirer d'affaire : tâchez de parler le dernier, évitez toute discussion ou toute démonstration, ne cherchez à combattre aucune hérésie, on ne vous comprendrait pas. Dites en deux mots votre diagnostic et votre traitement, soyez coulant pour les moyens insignifiants, sans conséquence, mais tenez ferme pour que ce qui vous paraît urgent, indispensable, soit exécuté; et si vous trouvez dans votre confrère une résistance opiniâtre, exposez franchement votre désaccord à la famille, et demandez un troisième consultant; mais celui-là doit avoir une autorité telle que son opinion ne puisse pas être discutée.

Les bons pharmaciens sont pour vous de puissants auxiliaires; mais il ne faut pas se dissimuler qu'ils ne sont pas aussi communs qu'on pourrait le désirer. Lors donc que vous connaîtrez le meilleur pharmacien de votre ville, prenez-le pour vous et les vôtres, mais ne l'imposez à aucun de vos clients. D'abord, vous ne réussiriez pas; ensuite, les malveillants ne manqueraient pas de dire qu'il vous fait une remise par malade que vous lui adressez, ce qui, malheureusement, n'est que trop vrai de la part de certains médecins avec lesquels je ne vous confonds pas. Enfin, vous indisposeriez contre vous tous les autres pharmaciens qui ne laisseraient échapper aucune occasion d'éloigner de vous votre clientèle. Si l'on veut vous faire sortir de la réserve que vous vous êtes imposée, défiez-vous : souvent, c'est un piége qui vous est tendu. Je vois cela fréquemment, en particulier chez les paysans, sous une forme assez piquante qui donne toujours lieu au dialogue suivant : « Chez quel pharmacien faut-il aller? — Chez le vôtre. — Je n'en ai pas d'attitré. — Chez qui prenez-vous habituellement? — Chez M. X... — Eh bien! allez chez M. X... — C'est qu'il y a des médecins qui ont leur pharmacien. — Je ne suis pas de ces médecins. » Si vous aviez la simplicité de leur indiquer un pharmacien, ils retourneraient chez le leur, où ils diraient que vous avez fait tout votre possible pour les en détourner, et cela pour obtenir un rabais de deux sous sur une potion, et, en conscience, le moyen de refuser un client qui donne une semblable preuve d'attachement?

CINQUIÈME LETTRE

A UN JEUNE MÉDECIN.

Que vous dirai-je de votre attitude à l'égard
des charlatans, rebouteurs, maréchaux fer-
rants, prêtres, religieuses, guérisseurs de toutes
sortes n'ayant pas le droit d'exercer la médecine et par cela seul l'exerçant d'autant plus?
Ce qu'il y a de mieux à faire, c'est de n'avoir
avec eux aucune espèce de relation. Quant à
les déférer aux tribunaux, abstenez-vous-en.
L'association, qui de nos jours a la prétention
de résoudre certains problèmes insolubles
parce qu'ils sont la conséquence même de nos
passions, l'association appliquée au corps
médical a cru pouvoir réprimer l'exercice
illégal de la médecine, et si, par-ci par-là, elle
enregistre avec un certain bruit quelques con-
damnations le plus souvent dérisoires, il faut
reconnaître qu'elle est complétement impuis-
sante, et que le plus effronté charlatanisme

prospère tout autour de nous. Et en effet, vouloir supprimer le charlatanisme, le merveilleux; vouloir empêcher d'avoir confiance dans le maréchal du coin ou dans la religieuse dépositaire d'un onguent fameux, c'est vouloir supprimer la bêtise humaine. C'est tout bonnement demander l'impossible. Mais, direz-vous, il y a une loi qui protége la médecine. D'abord cette loi est illusoire; ensuite, ne perdez pas de vue que la France est le pays du monde où les lois sont le moins exécutées. On a toujours un prétexte pour ne pas appliquer la peine qui est, en définitive, la sanction de la loi. Maintenant, est-ce avec une loi que vous décréterez que tel guérisseur ne doit pas inspirer confiance? Mais le malade ne va que là où il espère trouver la guérison. Or, si la confiance ne se donne pas, pour le plus grand nombre elle ne se raisonne pas. Et puis, ce qui fait la fortune des charlatans, ce sont les malades eux-mêmes, qui font grand bruit de leur guérison, qu'ils trouvent d'autant plus merveilleuse qu'elle a été obtenue en dehors des moyens ordinaires. S'ils la devaient à leur médecin, ils n'en parleraient même pas. Si, au contraire, ils n'ont pas à se louer du traitement de l'empirique, ils se gardent bien d'avouer leur mésaventure. Il résulte de là que les succès des guérisseurs sont seuls connus. Maintenant, il faut encore l'avouer, les erreurs de diagnostic des médecins habilement exploitées donnent à certains rebouteurs une réputation hors ligne. Aussi n'hésitez jamais : lorsque vous êtes en présence d'une fracture ou d'une luxation, pour peu qu'il y ait pour vous un doute, appelez un confrère en consultation. En général, on n'apprend pas assez la chirurgie ; sous prétexte que les maladies chirurgicales sont plus facilement accessibles aux divers moyens d'investigation, on croit pouvoir se dispenser de les étudier à fond. C'est une grande faute. Les erreurs chirurgicales sont d'autant plus préjudiciables à la réputation du médecin qu'elles entraînent avec elles des conséquences permanentes parfois irrémédiables et qui sautent aux yeux de tout le monde.

Il est des circonstances qui donnent, en vérité, gain de cause aux empiriques. Un magistrat éminent et fort au courant des choses de la médecine me citait un fait dont il avait été témoin. Une épidémie d'angines couenneuses sévissait dans la ville qu'il habitait et faisait beaucoup de ravages, particulièrement chez les enfants. Les médecins de la localité les traitaient par les saignées, les sangsues, la diète : presque tous mouraient. Un empirique du pays en guérissait beaucoup; il leur touchait la gorge avec une poudre (probablement de l'alun) et leur donnait à manger. On le faisait venir dans les familles la nuit, en cachette. Or, je le demande, quel eût été le rôle des médecins s'ils avaient cité ce guérisseur devant un tribunal, et quel eût été le juge qui eût prononcé une condamnation ?

Ce n'est pas sans un sentiment pénible que je vois la piteuse figure du médecin dénonçant au parquet les agissements du rebouteur qui lui fait concurrence, le magistrat écoutant ses griefs d'un air narquois, et, le plus souvent, ne donnant aucune suite à des plaintes que le public ne sanctionne pas. On vous dit bien : « Mais l'association est derrière vous qui vous soutiendra. » C'est vrai ; mais il n'en faut pas moins que le médecin qui se croit lésé se porte partie civile. Là est le côté faible, je dirai presque ridicule de la situation.

Quelle digue opposer à ce charlatanisme qui nous déborde de toutes parts? D'abord, comme je vous le disais, faire de bonne médecine et de bonne chirurgie, et pour cela toujours travailler et beaucoup travailler, élever le niveau des études, montrer plus de sévérité aux examens, avoir des professeurs moins soucieux de leur popularité, et ne délivrer des diplômes qu'à ceux qui font preuve d'une instruction solide et pratique; ensuite, par votre manière d'agir à l'égard des malades qui vous arrivent estropiés de chez les rebouteurs, vous pouvez créer à ces derniers des embarras qui leur donneront à réfléchir. Je m'explique. Si un malade se présente à vous, ainsi que je le voyais dernièrement, avec une jambe gan-

grenée par un appareil mal mis, ou avec un
bras cassé à la suite de tractions insensées
pour réduire une luxation qui n'existait pas, il
y aurait inhumanité à refuser vos soins; d'autant plus que là les résultats du traitement
antérieur sont malheureusement trop évidents
pour tout le monde; mais si le patient est
atteint d'une affection à laquelle vous ne pouvez plus remédier, comme une luxation trop
ancienne, une perte de la vue, refusez absolument toute ingérence dans le traitement :
quand on demanderait au malade qui lui a
donné des soins, il vous nommerait et se gar-
derait bien de citer le charlatan • auteur de
ses maux. J'ai pour habitude, en pareil cas,
de le renvoyer avec le conseil de porter plainte
au tribunal et de demander des dommages et
intérêts.

Si, en commençant, je vous ai parlé de
désintéressement, je vais finir en vous disant
un mot de la question d'argent, des honoraires
du médecin.

Soyez bon, généreux, mais faites rémunérer

vos soins d'une façon convenable, en rapport avec le service rendu et la position de fortune de vos clients. Les usages varient suivant les localités. Ne prenez jamais un prix inférieur à celui de vos confrères; c'est un mode de concurrence que l'on ne saurait traiter de déloyal, mais que je trouve indigne du caractère du médecin, et qui ne vous donne aucune considération auprès du malade. Il y a des gens qui, venant vous consulter, se plaignent du chiffre des honoraires de leur médecin; j'ai pour principe de ne jamais leur en prendre moins, mais souvent davantage. Les pauvres, les mauvais ouvriers, les besoigneux de toutes sortes, vous ne les faites pas payer : d'abord, ils ne pourraient rien vous donner; ensuite, c'est un devoir de la profession de donner à celui qui est déshérité de la fortune des soins aussi assidus, aussi empressés que s'il était dans une autre position. Vous trouverez dans la satisfaction du devoir accompli votre récompense. A part quelques exceptions, ne vous attendez pas à la reconnaissance de cette caté-

goric de clients. En général, ils sont exigeants,
et ils regardent que vous êtes obligé de les soigner sans même qu'ils soient tenus à vous
adresser un remercîment. Les pauvres gens !
il ne faut pas trop leur en vouloir. Depuis que
nous vivons sous le régime du suffrage universel, on leur a adressé tant de flatteries, on
leur a tant parlé de leurs droits, si peu de
leurs devoirs, qu'ils en arrivent à croire que
tout leur est dû.

A propos des nécessiteux, vous serez exploité
surtout dans vos débuts par des dames dites
de charité, qui trouvent fort agréable de faire
de bonnes œuvres à vos dépens et de s'en faire
attribuer tout le mérite. Celui que vous soignez est convaincu que vous y trouvez un
bénéfice et ne vous en sait aucun gré. On peut
s'en passer ; mais, c'est égal, à la longue, on
s'ennuie de ce procédé.

Il est une catégorie de clients que je vous
recommande : ce sont les ouvriers honnêtes,
les petits rentiers, les petits fonctionnaires de
l'État, chargés de famille. Cette classe de la

société, profondément honnête, tient à faire
honneur à ses affaires; elle paye son médecin;
mais qu'une maladie de longue durée survienne,
qu'une opération devienne nécessaire, voilà
l'équilibre rompu dans ce modeste budget, les
économies sont vite épuisées, la gêne se fait
sentir, et cependant on la dissimule, on veut
être honorable. Vous ne pouvez pas toujours
faire la remise complète de vos honoraires,
vous les blesseriez, mais vous pouvez oublier
une partie de vos visites, et, vous inspirant des
circonstances, vous trouverez mille moyens
de ne pas aggraver la situation dans laquelle
ils se trouvent; pour cela, je m'en rapporte à
votre cœur.

On paye son médecin par deux motifs : ou
parce qu'on est honnête, ou parce qu'ayant
en lui une confiance absolue, on craint qu'il
ne mette point d'empressement et de sollicitude à donner ses soins. Rien de plus facile
que de ne jamais s'acquitter envers lui; le
médecin qui se respecte, à moins de cas tout
à fait exceptionnels, n'aura jamais recours aux

voies judiciaires, il aime mieux perdre ses honoraires.

Un mot des abonnements. Je n'ai jamais compris cette sorte de marché. Il ne peut être avantageux à votre client qu'en vous étant préjudiciable. Si c'est le contraire, pourquoi recevoir des honoraires que vous n'avez pas mérités? Et puis, en général, les abonnés sont fort exigeants; ils trouvent toujours que vous ne vous gênez guère pour gagner votre argent (*sic*); il y a là une situation qui ne saurait me convenir. Avec les couvents, ou les grands établissements industriels, l'abonnement n'est presque jamais suffisamment rémunérateur; le plus souvent même, la somme allouée est dérisoire. Si vous avez le temps nécessaire pour faire très-consciencieusement le service auquel vous vous engagez, acceptez cette situation; mais, aussitôt que vous ne pouvez plus le faire convenablement, retirez-vous. Ne faites pas comme certains médecins, qui reçoivent l'argent, mais ne soignent guère les malades.

Je n'ai jamais été le médecin d'aucun couvent et ne le serai jamais. Les couvents, quoique riches, veulent qu'on agisse avec eux comme s'ils étaient pauvres; or je les traiterai toujours comme des clients aisés, sans abonnement, faisant payer chaque consultation individuellement. Il faut distinguer le couvent et la religieuse : autant l'un a des rentes, autant l'autre en possède peu ou plutôt ne possède rien; aussi, ma manière d'agir ne sera plus la même : elle sera parfaitement désintéressée si c'est la religieuse qui, à ses risques et périls, vient me demander un conseil.

Les sociétés de secours mutuels, que l'on appelle aussi de prévoyance, je ne sais pourquoi, seraient, jusqu'à un certain point, préjudiciables aux médecins, si, par la force même des choses, elles ne venaient pas dans une certaine mesure servir leurs intérêts. Je m'explique. Souvent les honoraires accordés par ces sociétés ne sont pas assez élevés; d'un autre côté, un certain nombre d'individus qui

ont une aisance suffisante font partie de ces
sociétés pour ne pas payer le médecin ; là est
le préjudice ; mais il ne faut pas perdre de vue
que la majorité des sociétaires ne s'acquitte-
rait jamais envers le médecin si la société ne
s'en chargeait pas ; là est l'avantage. Une fois
qu'ils font partie de la société, comme ce ne
sont plus eux qui payent, ils sont fort exigeants ;
il leur faut beaucoup de visites, beaucoup de
médicaments ; ils vous le disent bien haut.
C'est là un des résultats inévitables de l'association. Or, si vous ne faites que les visites
strictement nécessaires, on vous quittera pour
un confrère qui prodiguera des soins plus
multipliés. Il y a des médecins qui exploitent
cette catégorie de malades avec un remarquable succès. J'en connais un que l'on a sur-
nommé dans le pays le docteur *Vingt-Sous*.
Comme son sobriquet l'indique, le prix de ses
visites et de ses consultations est des plus mo-
diques, mais c'est un niveau sous lequel il
faut que tout le monde passe. Vous venez demander chez lui un billet d'hôpital : vingt

sous; vous n'avez que dix sous dans votre poche : allez en emprunter dix autres et vous aurez l'ordonnance. Il entre chez un ouvrier, avant d'écrire son ordonnance, il demande sa pièce. Du reste, on connaît sa manière, et, le plus souvent, il trouve son obole sur la table, à côté de l'écritoire. Eh bien, malgré de tels procédés, il est de tous les médecins le plus recherché par les membres des sociétés de secours mutuels; c'est que, en effet, il ne leur ménage pas ses visites; la quantité remplace la qualité. Vous l'homme consciencieux, vous ne pourrez guère convenir à cette clientèle; mais, en vérité, je ne le regrette pas pour vous.

Je crois, mon cher ami, avoir répondu à toutes les questions que vous m'avez adressées; je me suis permis de vous donner quelques conseils sur des sujets dont vous ne me parliez pas. Je ne sais si vous partagerez toujours les idées que j'ai émises dans ces lettres qui ont pris les proportions d'un mémoire; tout ce que je puis vous affirmer, c'est qu'il n'en est

pas une d'elles que je ne mette journellement
en pratique, et, jusqu'à présent, cela ne m'a
pas mal réussi.

————

I

LES MÉDECINS ET LES SOCIÉTÉS DE SECOURS MUTUELS.

Les sociétés de secours mutuels, qui se mul-
tiplient de tous côtés, deviennent un véritable
danger pour la profession médicale, et il n'est
peut-être pas inopportun d'examiner les conséquences de ce développement, au point de
vue de notre intérêt professionnel.

Primitivement, les sociétés de secours mutuels avaient été créées pour les ouvriers;
c'étaient, passez-moi l'expression, des sociétés
de bienfaisance; l'ouvrier payait bien sa coti-
sation, mais le patron y ajoutait la sienne, qui,
souvent, était la plus grosse; puis il y avait

les membres honoraires ; bref, chacun de son côté encourageait une institution qui devait développer chez l'ouvrier le sentiment de l'ordre, de l'économie, de la prévoyance. Il était naturel que le corps médical, lui aussi, contribuât à ce résultat si désiré et si désirable, mais qui, selon moi, n'a guère été atteint ; et, comme toujours, quand il s'agit d'une idée généreuse, son concours ne se fit pas attendre. Il accepta les tarifs de ces sociétés à prix réduits. Jusque-là tout était pour le mieux.

Mais le système des sociétés de secours mutuels a pénétré dans des couches sociales plus élevées, plus fortunées, et aujourd'hui nous sommes en présence d'un état de choses qui, si nous n'y prenons garde, menace nos intérêts.

Dans la lettre suivante, que j'avais écrite en réponse à une demande qui m'était faite d'accepter les tarifs d'une de ces sociétés, j'ai résumé les motifs qui doivent, à mon sens, faire rejeter de semblables propositions :

Monsieur,

Vous me demandez mon concours pour une société de secours mutuels des instituteurs que l'on est en train de fonder, et vous me proposez un tarif de visites à prix réduit.

Les instituteurs rendent de grands services, presque toujours mal rémunérés; souvent ils sont chargés de famille, il faut leur venir en aide. Ces sentiments, je les partage; aussi n'avais-je pas attendu les considérations que vous me faites valoir pour tendre la main à ces pionniers méritants de l'instruction primaire. Mais laissez-moi vous le dire : à mon point de vue de médecin, je ne puis envisager les choses comme vous, et il m'est impossible d'accepter vos tarifs réduits, pas plus que ceux d'une foule d'autres sociétés de secours mutuels qui se créent journellement autour de nous, nous englobent et finiront par nous annihiler. Je vais vous exprimer sur ce sujet toute ma pensée.

1.

Qu'est-ce qu'une société de secours mutuels? C'est une collection d'individus qui, pour une somme relativement minime, évitent les conséquences pécuniaires de la maladie, ou, en d'autres termes, se mettent à même de payer leur médecin et leur pharmacien. De même, par les assurances sur l'incendie, pour une somme annuelle insignifiante, on met sa propriété à l'abri des dangers de l'incendie. Par suite de cette association, de cette solidarité, chaque individu peut ce qu'isolé il ne pourrait pas, ou, du moins, ne pourrait que pour une somme relativement considérable. C'est l'histoire de la table d'hôte à 3 francs où l'on vous sert un dîner qui, chez vous, en coûterait 8 ou 10. Or, puisque cette association rend les soins médicaux moins onéreux pour le malade, pourquoi faut-il que le médecin soit moins payé? Il en résulte que toute association serait faite contre le médecin au profit du sociétaire. Cela n'est pas admissible, et j'ai toujours protesté contre cette tendance des sociétés de secours mutuels à réduire les honoraires des médecins, tendance qui est également préjudiciable aux malades; car je pourrais nommer tels médecins qui, consentant à se soumettre aux exigences de ces sociétés, leur en donnent, comme l'ont dit vulgairement, pour leur argent. Ce n'est pas que j'approuve cette manière de faire, aussi blâmable que contraire à la dignité professionnelle, mais je cite simplement le fait que personne ne pourra me contester.

Je ne prétends pas dire que les médecins doivent profiter de l'existence des sociétés de secours mutuels pour demander des honoraires exagérés ou pour multiplier leurs visites, mais je trouve juste qu'ils prennent aux sociétaires ce qu'ils leur prendraient s'ils ne faisaient pas partie de la société. Pour moi, l'association ne doit être qu'une garantie pour le malade d'être soigné, et pour le médecin de recevoir la rémunération de ses soins.

Maintenant, revenons à nos instituteurs. Leur situation m'a toujours paru digne d'intérêt, et, depuis longtemps, voici quelle est ma règle de conduite à leur égard : Quand ils viennent à ma consultation, je ne leur demande pas d'honoraires; quand je vais chez eux, à la campagne, je leur fais payer le prix ordinaire de mes visites; maintenant, ces visites, je tâche d'en faire le moins possible; s'il s'agit d'une maladie qui en exige un certain nombre, je n'inscris pas celles que je leur fais quand je vais voir un malade dans leur voisinage, en sorte que, finalement, je sauvegarde le principe de la rémunération normale de la visite, et je ménage la bourse du malade; d'un autre côté, j'évite qu'il n'abuse de mes visites, ce qui arrive fatalement lorsqu'il n'y a pas le frein de l'honorarium. Ce système, je suis tout disposé à ne pas le changer et à le continuer avec votre association. Vous me direz, je le sais : « Comme toutes vos visites et toutes vos consultations, à prix réduit il est vrai, vous seront payées, il y aura en fin de compte autant et peut-être plus d'avantage pour vous à accepter notre tarif et notre combinaison. » C'est possible; mais il me répugne de ne plus être le médecin libre de ses allures, juge de ce qu'il doit faire dans tel cas donné; car, parmi les instituteurs, s'il en est qui sont dans une situation précaire, j'en connais qui ont épousé des filles de cultivateurs et qui ont une véritable aisance; il me répugne, dis-je, d'abdiquer ma spontanéité, de ne plus être que l'agent médical de l'association, tarifé d'avance, auquel on ne saura aucun gré du sacrifice qu'il fait. N'est-ce pas un marché conclu, librement débattu et accepté de part et d'autre? Non, mille fois non; plus j'y réfléchis, plus je trouve cette transaction incompatible avec les habitudes du médecin, avec son caractère, et je dirai même avec la dignité professionnelle.

II

A PROPOS DE LA NOMINATION D'UN CHIRURGIEN
D'HOPITAL DE PROVINCE.

Lettre à un administrateur de cet hôpital.

Monsieur,

Je conçois vos hésitations et celles de vos collègues; mais, puisque vous voulez bien me demander mon avis, permettez-moi d'entrer de suite dans le vif de la question.

Vous avez à X... sept médecins : sur les sept, un, dites-vous, est impossible, un est officier de santé, deux sont âgés, restent donc trois compétiteurs pour la place de chirurgien de l'hôpital; de ces trois compétiteurs, deux ont des titres sérieux; ils habitent la ville depuis vingt ans, ils se partagent à peu près la meilleure clientèle, parmi laquelle figurent naturellement les administrateurs de l'hôpital. Leurs nombreuses occupations ne leur permettront de consacrer qu'un temps très-restreint à leur service nosocomial. C'est cependant sur l'un d'entre eux que l'administration arrêtera évidemment son choix. La lutte sera vive, car tous les deux emploient leur influence pour arriver; non pas qu'ils tiennent beaucoup à cette situation dont ils n'ont aucun besoin et qui, d'ailleurs, n'est pas spécialement dans leurs goûts et leurs aptitudes, puisque toutes les fois qu'ils ont un cas grave de chirurgie dans leur clientèle, ils font venir un chirurgien de la ville voisine, mais uniquement pour empêcher le docteur Z... d'occuper cette place. Le docteur Z..., qui est votre troisième candidat, est fixé à X... depuis deux ans seulement, il a fait de brillantes études, a été interne des hôpitaux de Paris, et vous a été chaudement recommandé par plusieurs professeurs éminents de la Faculté dont il a eu l'honneur d'être l'élève. Ses débuts dans la pratique ont été heureux, et plusieurs opérations couronnées de succès l'ont mis en évidence.

Vous qui envisagez les choses avec un esprit élevé, vous l'appuierez, mais vous serez seul

de votre opinion, et j'entends déjà la série
d'objections de vos collègues : — « Il y a trop
peu de temps qu'il habite la ville ; ses confrères ont des droits acquis ; il est bien jeune,
et n'a pas encore assez d'expérience pour que
nous puissions lui confier le sort de nos pauvres
malades. — Et puis, les internes des hôpitaux
font des études trop spéciales (1), il nous faut
en province des praticiens dont les connaissances soient plus variées. » Vous ne pourrez pas
vaincre tous ces raisonnements plus faux les
uns que les autres, et vous aurez pour chirurgien de votre hôpital, dans une ville manu-
facturière où il arrive de nombreux accidents,
un médecin déjà âgé, n'ayant aucun goût pour
la chirurgie, et ce qui est pis, n'en sachant pas
le premier mot.

Il y a cependant un moyen de sortir de cette
impasse ; donnez la place au concours. Je vois
d'ici l'ébahissement que ce mot va causer dans

____

(1) Ces objections ne sont malheureusement pas une
fiction, je les ai entendu formuler par les membres d'une
commission administrative.

votre commission administrative. Néanmoins,
rien de plus simple. Le concours aurait lieu
à l'École de médecine secondaire la plus voisine, qui ne refuserait pas de fournir un jury
pris parmi ses professeurs. Maintenant, les
épreuves se composeraient d'une épreuve de
médecine opératoire et de deux épreuves cli-
niques. S'il s'agissait d'une place de médecin,
on pourrait remplacer l'épreuve de médecine
opératoire par une composition écrite sur un
sujet de thérapeutique. Serait appelé à concou-
rir tout médecin muni du diplôme de docteur
exerçant depuis trois ans. Serait dispensé de
ces trois années d'exercice tout médecin qui,
ayant été interne des hôpitaux de Paris, aurait
obtenu la médaille de bronze.

A ce mode de nomination je verrais d'im-
menses avantages, surtout si une loi le ren-
dait obligatoire pour tous les hôpitaux de la
France, quelle qu'en fût l'importance. D'a-
bord on y trouverait des garanties sérieuses
d'instruction et de capacité. Le plus digne
aurait de grandes chances pour être nommé.

Avec un concours public, l'intrigue et les cabales de la petite ville seraient sans influence sur le jury, qui par sa constitution même serait indépendant; enfin les jeunes médecins qui, après de longues et laborieuses études, vont s'établir en province, seraient attirés par ces concours, et, pour mon compte, je verrais avec grande satisfaction un de ces jeunes gens reçus d'hier, étranger à la ville, l'emporter sur ses compétiteurs. Tout le monde y gagnerait : les malades auraient un médecin instruit, débutant il est vrai, mais par cela même plein de zèle et d'activité; la ville compterait un bon médecin de plus, ce qui n'est jamais à dédaigner; enfin le jeune médecin trouverait à ses débuts une situation qui le poserait honorablement dans l'esprit de ses nouveaux concitoyens, et le mettrait à même de se faire connaître et apprécier.

« Mais, me direz-vous, et les vieux médecins de la localité qui ont des droits acquis? » Je ne reconnais pas ces droits. Je ne reconnais

que ceux du travail et de la capacité. Que
dans le concours ils se montrent supérieurs à
leurs jeunes confrères, et ils les écarteront.
Or la nature même des épreuves que je propose est en faveur des vieux praticiens. Le diagnostic et la thérapeutique sont tout. Il y a
bien une épreuve de médecine opératoire qui
pourra embarrasser plus d'un praticien; mais
ne faut-il pas qu'un chirurgien d'hôpital,
quoique en province, sache couper un membre et ne laisse pas mourir un homme de
hernie étranglée parce qu'il ne sait pas l'o-
pérer?

Si le concours était universellement adopté,
on ne verrait plus de ces nominations insensées comme il y en a trop souvent, et qui
tiennent à la nature même des choses. Ainsi,
un de mes amis, nommé chirurgien de l'hôpital d'une ville de certaine importance, fait
ouvrir de grands yeux à tout le monde parce
qu'il soigne les rétrécissements de l'urèthre.
Jamais, avant lui, on n'avait entendu parler
de cette maladie qui, cependant, ne paraît

pas être absolument rare, puisque, depuis quinze ans, il a eu l'occasion d'en soigner dans ce même hôpital plus de cent cas. Je connais un autre hôpital où l'on n'opère jamais la hernie étranglée! Ces exemples pris au hasard suffisent. Mais que j'en aurais long à dire si je voulais citer toutes les conséquences de certains choix déplorables faits par des commissions administratives qui sont fatalement incompétentes!

Le concours, qui est le seul mode de nomination offrant des garanties réelles, a de nombreux ennemis. D'abord, les commissions administratives auront toujours quelque peine à se dessaisir du droit qu'elles possèdent. Ensuite, les compétiteurs eux-mêmes se soucient peu de cette manière de parvenir. La médiocrité toujours si nombreuse qui encombre la carrière médicale aussi bien que toutes les autres carrières, s'opposera sans cesse au concours qui permet au plus digne d'arriver. On met en avant une foule d'objections plus spécieuses que réelles.

Le concours ne donne pas, dit-on, la juste mesure de la capacité. Un vieux praticien voudra-t-il jamais entrer en lutte avec un jeune homme qui n'a rien à perdre et tout à gagner, qui vient de passer ses examens et qui est pour ainsi dire rompu au concours? Cela est vrai, si on en fausse l'application. Que veut-on, en effet, dans le cas particulier qui nous occupe? Avoir des médecins qui sachent reconnaître une maladie, puis la guérir s'il est possible, ou faire une opération si elle est utile. Il faut alors leur demander la preuve qu'ils sont capables d'exécuter ce que l'on exige d'eux, et pour cela soumettez-les simplement à des épreuves de clinique et de médecine opératoire, épreuves dans lesquelles le meilleur praticien aura toujours l'avantage. J'avoue que si l'on donnait comme épreuve du concours des minuties anatomiques, des structures d'organes, des descriptions micrographiques, il est évident que l'on n'atteindrait pas le but. Mais, encore une fois, ce n'est pas l'institution qui serait défec-

tueuse, mais bien son application. Vous voulez des praticiens, établissez des épreuves pra-
tiques.

Ainsi compris, ma raison se demande avec
étonnement pourquoi ce mode de nomination
n'est pas généralement adopté, surtout quand
on voit les admirables résultats qu'il donne là
où il est en vigueur. Ainsi les médecins des
hôpitaux de Paris sont tous nommés au concours. Or est-il dans l'État un corps dont le
niveau scientifique et moral soit plus unifor-
mément élevé? Et je ne parle pas seulement
de l'ensemble, mais de chacun de ses membres
en particulier. En province, quelques grandes
villes comme Grenoble, Bordeaux ont adopté
ce mode de nomination. Caen, dernièrement,
sous l'inspiration éclairée et libérale de son
maire, le docteur Rouland, a établi le concours
pour la nomination des médecins de son hôpital, et l'on ne peut que s'applaudir du résultat
obtenu (1). Pour être moins considérables que

(1) Depuis la publication de cette lettre dans l'*Union
médicale* (mai 1874), le docteur Rouland a été enlevé par

les hôpitaux des grandes villes que je viens de
citer, il est en France un grand nombre de
services nosocomiaux qui, comme le vôtre,
ne manquent pas d'importance, et il serait
bien à désirer que la nomination de leurs médecins présentât les mêmes garanties.

Mais, hélas! je crois que loin de nous rap-
procher de ce but si désirable pour les malades
et les médecins, nous nous en éloignons. Il y a
quelques années à peine, les médecins et chirurgiens des hôpitaux de province étaient
nommés par le préfet qui choisissait sur une
liste de trois noms présentée par la commission administrative, de telle sorte que le préfet,
libre de tout engagement, indépendant par sa
situation, au besoin éclairé par des renseignements pris à Paris auprès des professeurs de
l'École de médecine, pouvait prendre le plus
digne parmi les trois candidats. D'après la
nouvelle loi, la nomination des médecins et

une mort prématurée à l'affection de ses confrères et de
ses concitoyens. et la commission administrative des hôpitaux de Caen a supprimé le concours.

chirurgiens appartient exclusivement aux commissions administratives, dont les préfets n'ont
plus la possibilité de corriger les erreurs. Cette
loi est donc un peu plus mauvaise que celle
qu'elle remplace. Ainsi on trouve naturel
qu'une réunion de magistrats, d'avocats, de
prêtres, de négociants, absolument étrangère
aux choses de la médecine et subissant plus
ou moins l'influence locale, soit compétente,
sans appel, pour apprécier la valeur de tel médecin ou de tel chirurgien. C'est simplement
absurde. Autant charger les médecins de la
nomination des évêques. Il eût été pourtant
bien facile à nos législateurs d'instituer le
concours! Mais il faut leur rendre cette justice
qu'ils se sont fort peu préoccupés de l'élé-
ment médical et qu'ils ont même affecté de le
tenir à l'écart.

Je ne sais si les idées que je viens d'émettre
seront favorablement accueillies par vos collègues. Cependant il me semble qu'à une
époque comme la nôtre, où nous nous piquons
de faire mieux que nos devanciers, où sur-

tout nous professons bien haut l'abolition des priviléges, la liberté et l'égalité comme moyen d'arriver, je suppose, nous aurions là une excellente occasion d'appliquer ces principes en instituant le concours.

III

DU CHARLATANISME PROFESSIONNEL.

Lecture faite à la séance de l'Association des médecins du Calvados, décembre 1872.

Dans ses tentatives pour lutter contre le charlatanisme, ne peut-on pas dire avec justesse que notre association ressemble à Sisyphe roulant son rocher? Lorsqu'en effet tous les ans, à pareille époque, nous sommes réunis dans cette enceinte, la question du charlatanisme médical se représente toujours aussi menaçante pour les intérêts professionnels, toujours aussi funeste pour la santé des malades, et, il faut bien l'avouer, nos efforts sont restés jusqu'à ce jour à peu près impuissants. Est-ce une raison pour nous décourager? Je ne le crois pas. Si donc il y a quelque témérité à venir à mon tour aborder un sujet aussi périlleux, je pense que vous me saurez gré de ne pas désespérer de la bonté de notre cause, et qu'à ce titre seul vous voudrez bien m'accorder quelques minutes de votre bienveillante attention.

Le charlatanisme, au point de vue médical, se présente sous deux aspects bien distincts : le charlatanisme extra-professionnel et le charlatanisme professionnel.

Le charlatanisme extra-professionnel comprend les rebouteurs et la plupart des guérisseurs qui se livrent à l'exercice illégal de la médecine; je dis la plupart, et non pas tous, car on n'est pas charlatan par cela seul que l'on se croit capable de guérir telle ou telle maladie dans un but purement humanitaire; pour qu'il y ait charlatanisme, il faut que l'exercice illégal de la médecine soit fait en vue d'un profit quelconque, soit ormal, soit pécuniaire. De cette classe de charlatans je ne vous dirai rien; je ne veux pas d'ailleurs courir sur les brisées de notre honorable secrétaire, qui, sentinelle vigilante, vous dénonce chaque année leurs agissements. Je laisse à sa parole si honnête et si sympathique le soin de flétrir leur conduite, et d'appeler sur eux toutes les rigueurs de la loi, si toutefois on peut donner ce nom à cet ensemble de décrets et d'ordonnances qui régissent la médecine et qui font semblant de la protéger.

Je veux aujourd'hui vous entretenir de la seconde forme du charlatanisme médical, du charlatanisme professionnel. Comme l'indique son nom, il est exercé par des médecins. C'est le charlatanisme patenté, légalisé, par conséquent le plus perfide et le plus dangereux. Comment, en effet, s'en garder? Permettez-moi de me placer un instant au point de vue du public intelligent, mais ignorant des choses de la médecine. Je suis malade depuis un temps plus ou moins long; mon médecin, dans lequel j'ai du reste confiance et qui le mérite à tous égards, me conseille de prendre une con-

sultation à Paris, et m'indique un ou deux
professeurs de l'École de médecine auprès des-
quels il me recommande; mais, arrivé dans la
capitale, des parents, des amis m'entraînent
chez un autre médecin; c'est un spécialiste, il
est professeur aussi; les titres et les décorations ne lui manquent pas, et puis il a guéri
un malade atteint du même mal que moi. Au
bout d'un mois, je reviens au logis un peu
plus malade que je n'étais, et mon médecin
m'apprend que j'ai été indignement exploité;
et cependant, j'ai été à Paris, où, assure-t-on,
se trouve la plus haute expression de la science,
j'ai consulté un médecin de Paris qui paraît
avoir des titres sérieux qui le recommandent au
public. Voilà ce dont nous sommes témoins
tous les jours. Il y a là un scandale véritable;
il ne faut pas craindre de le dévoiler et d'en
scruter tous les détails.

« Mais, me dira-t-on, vous paraissez viser ici
particulièrement le charlatanisme professionnel
à Paris; cependant il existe aussi en province. »
J'avoue que je ne me sens pris d'aucune ten-

dresse pour celui de province, mais il offre de moindres dangers. Il s'exerce sur une petite échelle; celui qui y a recours ne tarde pas à être jugé comme il le mérite, et il finit par ne plus faire de victimes que parmi les niais qui, à force de l'être, cessent d'être intéressants; tandis que dans la capitale, placés sur un grand théâtre, ayant un public qui se renouvelle chaque jour, vus à travers le prisme de l'éloignement, bénéficiant du prestige légitime des maîtres de la science qui rayonne jusque sur eux, affublés de titres qui n'ont de scientifique que l'apparence, les charlatans patentés attirent à eux tous nos pauvres malades qui espèrent trouver auprès des médecins de Paris une guérison qu'ils nous demandent en vain, et, éblouis par cet éclat factice, ils vont, comme l'alouette fascinée par le miroir de l'oiseleur, se faire prendre dans des filets habilement tendus. C'est contre cette indigne exploitation que je viens ici protester devant vous, au nom de l'humanité et de la dignité professionnelle odieusement outragées.

Le charlatanisme, quel que soit son théâtre, procède toujours de la même manière : la réclame, la mise en scène et l'exploitation. C'est toujours Mangin avec ses tambours, son casque et sa cuirasse.

Le charlatanisme professionnel, lui aussi, a ses tambours. A la quatrième page des journaux, à côté des mariages riches de madame de Saint-Just, s'étalent les réclames les plus scandaleuses; on y proclame les guérisons les plus merveilleuses; les noms des habiles médecins qui en sont les auteurs y sont accompagnés d'un cortége de décorations et de titres scientifiques qui dépasse de beaucoup ceux d'un membre de l'Institut. On s'intitule membre de l'Académie (on ne dit pas de laquelle et on a raison), professeur de chirurgie spéciale, professeur de médecine, etc., etc. Nous autres médecins, nous connaissons la valeur de ces pseudo-titres, et nous savons parfaitement que ces professeurs en chambre n'ont rien de commun avec nos illustres maîtres qui font la gloire et l'orgueil de notre Faculté; mais le public est incapable d'apprécier ces différences; il y a là véritablement une confusion déplorable qui ne saurait être tolérée plus longtemps.

Les très-habiles sont moins bruyants, ils craindraient de ternir un certain vernis d'honorabilité qu'ils ménagent avec soin. Ils ont un autre système de réclame, ils emploient la méthode des diagnostics mensongers, méthode sûre, et infaillible surtout quand on l'applique avec intelligence aux maladies de la femme, toujours si impressionnable et toujours si facilement enthousiaste.

La réclame, quelle que soit la forme sous laquelle elle se produise, amène le client; cela ne suffit pas; alors apparaît la mise en scène dont le but est de frapper fortement l'imagination. Les moyens varient à l'infini : tantôt ce sont des procédés de traitement étranges : on remplace, par exemple, dans les maladies utérines, le cautère de fer par un cautère d'or, sous prétexte que ce dernier agit plus énergiquement; tantôt on a recours à des exhibitions que j'appellerai honteuses : témoin ce médecin qui a dans un coin de son cabinet un immense bocal renfermant une énorme tumeur ovarique, discrètement recouvert d'une calotte de velours, mais qu'il ne manque pas d'exhiber lorsqu'il s'agit de décider une volonté hésitante.

Je n'insiste pas davantage; si j'entrais dans plus de détails, je ne ferais que répéter ce que chacun sait.

Une fois le malade fasciné, arrive l'exploitation. La confiance, la crédulité, le désir de guérir, et pourquoi ne pas le dire, l'apparence de garanties scientifiques rendent la mine inépuisable; tous les moyens sont bons : opérations inutiles dont on a démontré la nécessité et l'urgence (amputation du col utérin, caustiques sur des cancers inopérables, etc.); pansements quotidiens prolongés non sans arrière-pensée; médication nécessitant le séjour du malade à Paris, et à côté de cela la question financière, toujours traitée avec une sûreté de vue incomparable. Tantòt le chiffre des honoraires est fixé d'avance. D'avance il est déposé. Tantòt on en donne la moitié avant le traitement; la seconde moitié ne sera exigible qu'après la cure, si l'on est content; or on doit l'être toujours. Les plus habiles, quand ils ont affaire à un certain monde dont la naïveté est un des apanages, mettent de leur côté toutes les apparences de l'honorabilité; mais ils ont donné des soins si particuliers, si exceptionnels, qu'on ne saurait leur contester le chiffre de leurs honoraires. Et puis, ils font un si bon usage de leur fortune! Ne sont-ils pas présidents de quelque société humanitaire, dont ils ont plus d'une fois entretenu leurs clients attendris?

Je n'entrerai pas dans de plus grands développements sur ce triste sujet. Je n'aurais rien à vous dire que vous ne sachiez parfaitement. En présence de faits aussi scandaleux, aussi blessants pour l'honneur et la dignité de notre profession, ne devons-nous pas nous demander s'il n'est pas nécessaire de mettre une digue à ce charlatanisme qui se développe et grandit chaque jour sous l'influence de besoins surexcités et d'appétits insatiables? Aujourd'hui tous les crimes inspirent l'indulgence;

toutes les lâchetés s'abritent derrière une excuse; toutes les défaillances trouvent une explication. Suivrons-nous ce courant d'idées fatal qui, énervant les sociétés, amène leur dissolution ? N'aurons-nous pas l'énergie de dire à ces hommes qui salissent le noble titre de médecin : « Retirez-vous, vous n'êtes plus des nôtres, nous ne voulons plus avoir rien de commun avec vous » ?

Ces considérations, messieurs, m'amènent naturellement à vous demander s'il n'y aurait pas lieu de créer au sein de l'association un conseil de discipline qui connaîtrait des faits contraires à l'honneur professionnel et aurait à se prononcer sur eux en prenant modèle sur les conseils semblables qui existent pour le barreau et qui ne sont pas sans influence sur l'honorabilité de la corporation des avocats. Je ne me dissimule pas les objections que l'on peut faire à cette proposition, les difficultés qu'elle soulève; elles ne sont cependant pas insurmontables; et si un jour nos législateurs s'occupent de nous, il faudrait demander à la

nouvelle loi, pour les décisions prises par ces
conseils de discipline, une sanction sans laquelle elles seraient complétement illusoires.

La proposition que je viens d'avoir l'honneur de vous soumettre a des précédents dans
l'histoire de notre profession, et, sans entrer
dans des détails rétrospectifs sur ce sujet, qu'il
me soit permis de terminer par quelques
lignes saisissantes que j'emprunte au docteur
A. Latour, l'éminent secrétaire de l'association générale :

« Qu'est devenue cette ancienne Faculté de
» Paris, dont notre collaborateur A. Chereau
» nous disait naguère ici-même la sollicitude
» et la vigilance! Avec quelle ardeur elle ac-
» courait au secours de celui de ses membres
» injustement accusé! Avec quelle impi-
» toyable sévérité elle expulsait de son sein
» celui qui avait failli à ses devoirs profes-
» sionnels, et avec quelle dignité, quelle solen-
» nité s'accomplissaient ces confraternels et
» rigoureux devoirs! » (*Union médicale*, feuil-
leton du 10 août 1872.)

IV

SAVOIR-FAIRE ET CHARLATANISME.

— « Ah! oui, vous m'y reprendrez à consulter le docteur Z...

— Et pourquoi, je vous prie?

— C'est un grossier personnage.

— Vous m'étonnez.

— Eh bien! vous allez en juger. D'après votre conseil, je lui demandais son avis sur cette petite glande qui me donne tant de souci; il m'adresse diverses questions que je trouve toutes naturelles, et entre autres celle-ci : — Avez-vous eu des enfants? — Je lui réponds que j'ai deux filles, et, un instant après, il me demande si je suis mariée. Pour qui donc me prend-il? Est-ce que, dans ma toilette, dans mon attitude, il y a quelque chose... comment dirai-je, d'équivoque?

— Voyons, calmez-vous. Le docteur Z... n'a pas voulu vous blesser. Ne lui attribuez pas une pensée qui, certainement, n'a pu venir à son esprit. C'est une distraction de sa part, croyez-le bien.

— Vous direz tout ce que vous voudrez, je ne remettrai jamais les pieds chez lui. »

Et voilà pourtant comment un mot malheureux peut faire au médecin une ennemie irréconciliable. Le docteur Z... aura une cliente de moins, et voilà tout. Sa situation, qui est inattaquable, n'en souffrira pas autrement; mais que pareille mésaventure arrive à un jeune médecin avec une femme du monde, il n'en faut pas davantage pour lui interdire la clientèle de ce même monde où, en définitive, nous trouvons les relations les plus agréables.

C'est que, de toutes les professions, la médecine est celle qui exige le plus de tact, le plus de discernement, le plus de connaissance des usages, et même le plus de respect des préjugés, qu'on ne saurait heurter impunément. Cet ensemble de qualités constitue le savoir-faire, qu'il faut bien se garder de confondre avec le charlatanisme, quoiqu'il arrive un moment où la limite devient difficile à saisir; c'est qu'il y a deux espèces de savoir-faire : l'un parfaitement avouable et que le censeur le plus austère ne peut blâmer ; l'autre maladroit, souvent ridicule, côtoyant parfois le charlatanisme, parfois aussi se confondant avec lui.

Le véritable savoir-faire consiste d'abord à éviter les maladresses.

Vous êtes libre penseur, — soit, — puisque c'est de mode. Mais gardez pour vous et pour un petit nombre d'amis votre manière de voir, et n'allez pas débiter vos théories dans une famille où l'on a des croyances religieuses sincères, en y mettant la ferveur d'un apôtre et l'intolérance familière aux personnes de votre opinion. J'en connais qui ont ainsi perdu la clientèle de maisons où ils avaient été tout d'abord parfaitement accueillis. On craignait, après les avoir entendus, que, le cas échéant, ils ne voulussent pas prévenir de l'opportunité des secours de la religion.

Une jeune dame me racontait que, lors de

ses premières couches, le travail avait été fort long. Comme il arrive toujours en pareil cas, elle se désolait de l'impuissance de ses efforts, d'atroces douleurs lui arrachaient des cris affreux. Sa mère, effrayée, contenait avec peine ses larmes ; son père, qui venait à chaque instant prendre de ses nouvelles, témoignait la plus vive anxiété ; pendant cela, le médecin (un docteur!), trouvant la température trop élevée, s'était mis en chemise, avait ouvert la fenêtre, sur laquelle il s'était accoudé, et sifflait des airs variés, avec un entrain qui dénotait évidemment chez lui une parfaite quiétude d'esprit, mais qui n'en était pas moins irritant pour la patiente. « Vous ne vous figurez pas ce qu'il m'a fait souffrir, me disait cette dame ; plusieurs fois ma mère l'a rappelé pour lui demander un renseignement. Aussitôt donné, il reprenait son poste et sa musique. Il y a de cela plusieurs années, et je suis encore à me demander si l'agacement nerveux qu'il m'a causé n'était pas aussi pénible que les douleurs de l'enfantement. Aussi, une fois rétablie, je l'ai payé et n'ai plus voulu le revoir. Il ignore le motif pour lequel je l'ai quitté; il est d'ailleurs incapable de le comprendre, et il ne me pardonne pas ce qu'il appelle mon ingratitude. »

Dire les maladresses à éviter serait un chapitre bien long et en même temps bien inutile; car signaler celles que l'on connaît n'empêcherait pas celles qui restent à faire, et le nombre en est infini. Sans doute, tout le monde, dans notre profession, n'en a pas à se reprocher d'aussi grossières que celles que je viens de citer; mais il en est peu d'entre nous qui n'en aient commis dans le cours de leur carrière, et celui qui en fait le moins est le plus habile. C'est là évidemment un des côtés du savoir-faire qui, quoique négatif, n'en a pas moins une grande importance.

Avoir des égards et des prévenances pour un confrère âgé et influent, accepter à propos une invitation à dîner, ne pas manquer à une soirée où l'on se trouvera en rapport avec certaines personnes considérables qui peuvent vous être utiles dans le monde; faire valoir, sans

prétention, les facultés dont on est doué ; savoir être aimable sans bassesse, profiter sans
afféterie des avantages physiques que l'on peut
avoir, sont, à mon sens, choses permises et
parfaitement avouables. « Tout son succès
vient de ce qu'il est beau garçon, me disait un
Aristarque jaloux en parlant d'un confrère
très-répandu, il plaît aux femmes. » Je ne
nie pas que son physique n'ait puissamment
contribué à sa fortune ; il en a profité, et il a
bien fait ; mais il faut être juste : ses dehors
étaient accompagnés d'une véritable science,
et l'on trouvait réunis en lui le savant et
l'homme du monde.

La toilette, le physique, ne sont pas tout
chez le médecin, et on n'exige de lui qu'une
mise convenable, le *decens habitus* des anciens,
mais on l'exige. En définitive, le savoir, quelque étendu qu'il soit, n'autorise pas une tenue
impossible. Je vous le demande : mettez au
chevet d'un malade, à quelque catégorie de la
société qu'il appartienne, un médecin à tête
barbue, hérissée et inculte, comme celle de

Pierre Leroux, de légendaire mémoire, ou bien une figure correcte, gracieuse et avenante, comme était celle de Blache : l'impression pourra-t-elle être la même, en supposant une science égale? Le premier fera peur aux bébés, le second aura de suite toutes leurs sympathies : or une mère vous sait toujours gré de plaire à son enfant.

R... est instruit, bon observateur, son esprit est judicieux, bref il a les qualités requises pour être un médecin répandu; mais sa tenue laisse beaucoup à désirer : son linge est sale, ses mains sont d'une propreté douteuse, l'extrémité de ses doigts est jaunie par l'usage de la cigarette, ses ongles sont ornés d'une bordure noire comme une lettre de décès. Il fume continuellement et toute sa personne exhale une odeur de tabac qui passe inaperçue dans un estaminet, mais qui dans la chambre d'une femme du monde prend à la gorge et est véritablement insupportable. Aussi, malgré tout son mérite, le niveau de sa clientèle ne s'élève pas. « Comment en serait-il autrement? me disait quelqu'un qui sait l'apprécier, jamais on ne voudra de lui dans le monde. Dites-lui donc d'avoir plus de soin de sa personne. — C'est délicat. — D'accord. — Mais n'êtes-vous pas son ami? »

X... est grand et mince, sa figure pâle a quelque chose d'ascétique; toujours vêtu de noir; sa chemise est dissimulée derrière une large cravate sur laquelle brille une petite croix en or. Pourquoi ce joyau? Est-ce une réclame? Est-ce une affirmation de ses opinions religieuses? Est-ce depuis qu'il est le médecin du clergé et des congrégations religieuses qu'il a adopté le signe de la rédemption pour épingle? On n'a pu me le dire. Après tout, il l'a peut-être prise dans ce même écrin où l'on trouve la fleur de lis et le bonnet phrygien et tant d'autres bijoux étiquettés d'un goût douteux, car le titre de médecin ne met pas à l'abri d'un travers. Au demeurant, X... est un bon et honnête confrère; il a cru faire preuve de savoir-faire, il s'est simplement donné un ridicule.

K... est gros et gras, il a deux mentons;
nous l'avons tous vu, dans son cabinet, enve-
loppé dans sa robe de chambre de couleur
sombre, taillée sur le patron d'un froc. Une
cordelière ceint ses larges reins. En entrant,
vous croyez être chez un moine; il n'en est
rien. Il est marié, père de famille, et qui plus
est médecin et même homœopathe à volonté.
Au-dessus de son bureau est un christ, presque une œuvre d'art, ce qui serait son excuse
si ce n'était une enseigne. Cette mise en scène,
chez un médecin qui fait de l'homœopathie
ou de l'allopathie, au gré de ses clients, n'est
plus ce savoir-faire ridicule ou maladroit que
nous citerons tout à l'heure; c'est évidemment
du charlatanisme. On voit par quelles transi-
tions insensibles on passe de l'un à l'autre.

T... est au mieux avec les journalistes de
son département. Il les invite souvent à dîner.
Il n'y a pas de prévenances qu'il n'ait pour
eux. Aussi quand un accident arrive et qu'il
se trouve appelé auprès du blessé, vous êtes
certain de lire dans le journal un éloge pom-

peux de l'habileté avec laquelle les premiers soins ont été donnés; puis un beau jour, soit excès de zèle, soit tout autre motif, à propos d'une circonstance quelconque, apparaît un grand article où l'on se livre sur le mode majeur à l'admiration « d'un homme qui sait si habilement mettre au service de l'humanité souffrante les merveilleuses conquêtes de la science sur la nature ». La note est trop forte, elle dépasse la mesure et nécessite, le lendemain, de la part du docteur, une lettre rectificative pleine de modestie. La charité chrétienne me fait un devoir de croire qu'il est de bonne foi, mais tout le monde n'en est pas convaincu. Il est des médecins auxquels de pareils ennuis n'arrivent jamais, et je regrette pour T... qu'il ne soit pas de ceux-là.

Lorsque vous vous présentez, le matin, chez le docteur A... avant dix heures, on vous répond invariablement : « Monsieur est à son hôpital », et cela depuis vingt ans. Aussi, dans le quartier, beaucoup croient que A... est médecin des hôpitaux. J'ai plus d'une fois entendu rire de cette supercherie, qui ne lui a pas été d'un grand profit, si j'en juge par sa clientèle, qui est, comme sa réputation, des plus modestes.

Les hardiesses chirurgicales de D... remplissent les journaux de médecine et les comptes rendus des sociétés savantes. L'observation est publiée le lendemain de l'opération, de sorte que le résultat est toujours des plus satisfaisants; mais ceux qui vont aux renseignements apprennent que ces succès d'un jour ont eu une terminaison fatale. A quelqu'un qui lui en faisait la remarque en termes un peu vifs, il répondit : « Vos réflexions sont justes; mais, que voulez-vous? cela m'amène de la clientèle. » — Cela rapporte, comme dirait un marchand de la rue Saint-Denis. — Triste expression du mercantilisme de notre époque! Cela rapporte, tout est là!

Je lis dans le journal d'une petite ville : « Le docteur B..., en faisant hier ses visites à ses malades, a perdu ses lunettes d'or. Il prie la personne qui les retrouvera de les rapporter à son domicile, rue... n°... » Je regrette que ses lunettes n'aient pas mieux tenu sur le nez du docteur B..., car il n'habite la ville que depuis trois mois, et chacun de voir dans cet entre-filet une réclame maladroite.

Lorsque vous avez à votre table le docteur C..., il est bien rare que le dîner se passe sans qu'on vienne le chercher en toute hâte pour quelque grande dame du noble faubourg. Une fois par hasard, soit; mais cette plaisanterie se renouvelle trop souvent, on n'y croit plus.

Je connais un médecin de province qui, de temps en temps, les jours de marché, traverse la ville en déjeunant dans sa voiture au milieu des paysans ébahis. Il est tellement occupé qu'il n'a pas le temps de prendre son repas chez lui. Je le plains.

Je n'en finirais pas si je racontais toutes les formes de ce savoir-faire de mauvais aloi qui frise le charlatanisme. Non-seulement il répugne à tout homme vraiment délicat, mais il est bien rare qu'il profite à celui qui en fait usage. Tôt ou tard, la vérité est connue, et ce jour-là on devient ridicule. Le public n'est pas bienveillant pour le médecin; il est toujours disposé à chercher le côté faible de nos actes, même lorsqu'ils sont irréprochables; il ne faut donc pas donner des armes sérieuses à ses critiques. Aussi le véritable savoir-faire consiste-t-il à marcher droit son chemin, en évitant ces petites manœuvres qui, toutes plus ou moins entachées de mensonge, sont indignes d'un caractère qui se respecte. C'est là, quoi qu'on puisse dire, le savoir-faire qui conduit le plus sûrement et le plus rapidement à la considération toujours et à la fortune quelquefois, et c'est à lui que j'appliquerai la devise d'un illustre homme d'État:

Omnium recta brevissima.

V

DE CERTAINS FLÉAUX DE LA PROFESSION MÉDICALE.

A Paris, dans la rue.

— A... C'est toi, cher ami ? Que je te serre les deux mains !

— B... Quelle heureuse chance de se retrouver, depuis le temps que nous ne nous sommes vus !

— A... En effet, il y a déjà deux longues années que nous sommes reçus docteurs et que nous avons quitté notre petite chambre de l'hôpital pour aller en province jouir des avantages de notre nouveau titre.

— B... Peuh! Mais dis-moi donc, qu'est-ce qui me procure le bonheur de te rencontrer?

— A... C'est bien simple. Tu le sais, je suis loin de Paris, les communications étaient difficiles. Hier, on a inauguré le chemin de fer qui nous réunit à la capitale; sept heures seulement m'en séparaient; la tentation était trop grande; j'ai succombé, et me voilà!

— B... Et tes malades?

— A... Mes confrères les verront pour moi. Je n'y tenais plus. J'avais besoin de revoir nos maîtres, nos anciens camarades qui, plus heureux que nous, n'ont pas encore commencé le rude apprentissage de la pratique médicale; j'avais besoin de causer un peu médecine, et de m'assurer par moi-même si certaines nouveautés thérapeutiques, très-vantées dans nos journaux, tiennent les merveilles qu'elles promettent; car, dans ma petite ville, je suis obligé de me replier sur moi-même au **point** de vue scientifique; mais, en revanche, je fais aux malades des visites le jour et la nuit, cela s'appelle de la pratique; je vais à la campagne; je respire le grand air; je suis bien un peu grillé par le soleil, mais c'est sain. Vois comme je me porte! Je crois même que, sans mes clients, je serais déjà quelque peu obèse.

— B... Comment?

— A... Eh parbleu! ils m'empêchent de dormir. Les environs de ma cité sont très-peuplés, et tous ces bons paysans, quand ils ont besoin du médecin, viennent le chercher la nuit pour ne pas perdre leur journée. Mais nous allons y mettre bon ordre. A partir du 1er janvier prochain, nous ferons payer nos visites de nuit doubles. Ce n'a pas été sans peine que j'ai pu amener mes confrères à prendre ce parti : ils ont fini cependant par s'y décider, parce que, dans la ville voisine, où les médecins se sont mis sur ce pied, on ne va plus jamais les déranger la nuit; ils dorment maintenant comme les plus humbles mortels. C'est un joli résultat, n'est-ce pas? — Mais, dis-moi, cher ami, quel est le motif qui t'amène ici? Viens-tu chercher quelque héritière?

— B... Je n'y songe guère en ce moment. Avant tout, il faut que je sois casé quelque part; je quitte L...

— A... Pourquoi donc?

— B... Parce que cette ville possède deux confrères qui font de la médecine en amateurs.

— A... Eh bien! fais-la sérieusement; un

homme instruit comme toi réussira nécessairement. C'est seulement une affaire de temps.

— B... Théorie que tout cela! Je vois bien que tu ne connais pas le médecin amateur. Tant mieux pour toi, et que Dieu t'en garde! Moi, malheureusement, j'ai été à même de le voir de près. Et laisse-moi te dire que c'est un fléau pour la profession et pour les malades eux-mêmes! En général, il est négligent; il faut l'envoyer chercher trois fois avant qu'il se dérange, et ne vous en plaignez pas : ne vous fait-il pas une faveur en vous donnant des soins? Il n'est guère au courant de la science. Il lit peu ou point les auteurs et les journaux de médecine. A quoi bon? Un amateur n'en sait-il pas toujours assez? Aussi fait-il le plus souvent la médecine du symptôme : vous avez de la fièvre, il vous saigne; — vous êtes pris d'une douleur, il vous met des sangsues et des cataplasmes; — vous vous plaignez de la constipation, il vous purge; — si, en son absence, vous faites venir un autre médecin, il est mécontent; — si, par hasard,

on lui demande d'appeler un confrère en consultation, il se fâche tout rouge. — C'est que,
par une de ces contradictions si fréquentes de
l'esprit humain, il est jaloux et tient énormé-
ment à sa clientèle. Pourquoi? je ne saurais
le dire, puisqu'il n'en a pas besoin pour vivre,
et que d'ailleurs il ne se fait pas payer; car, si
vous voulez vous acquitter envers lui, il vous
présente une note d'honoraires ridicules. Un des
clients plus que dans l'aisance d'un de mes
ex-confrères, dont il avait accouché la femme,
soigné le fils d'une fièvre typhoïde, guéri la
mère d'un catarrhe, lui demandait à la fin de
l'année le chiffre de ses honoraires. Jugez de
sa surprise quand il vit qu'il s'élevait à la
somme de trente-cinq francs! Voilà tout le secret de ses succès.

— A... Quel peut donc être le mobile de
cette jalousie et de cette âpreté, je ne dirai pas
au gain, mais à la clientèle ?

— B... Le médecin amateur tient à avoir
de nombreux clients, comme ceux qui aiment
le jardinage tiennent à avoir un bel assortiment

de plantes plus ou moins rares. Il collectionne les malades comme on collectionne les tulipes; seulement il y a cette différence : l'horticulteur cherche les plus belles et les plus rares espèces; lui, il prend tout, il n'apprécie que le nombre, il n'est animé d'aucun esprit scientifique; mais, tout en faisant la médecine en amateur, il veut être cité comme le médecin le plus occupé du pays. Simple question d'amour-propre!

— A... Tu charges le tableau.

— B... Il n'est malheureusement que vrai; et j'ai appris trop tard que, avant moi, un jeune médecin de mérite avait été obligé de quitter la place. Tu es bien heureux si tu as trouvé des confrères avec lesquel tu peux t'entendre.

— A... Oui, nous vivons en bonne intelligence. Il y en a un cependant qui nous cause certains ennuis : c'est un vieux médecin qui depuis longtemps n'exerce plus. Depuis vingt ans il n'a pas ouvert un livre de médecine; il ne sait pas ce que c'est que l'ovariotomie, et

il s'étonne que l'on traite les diabétiques autrement qu'avec du gras de lard. Néanmoins,
dans le monde, il jouit d'un certain prestige,
on le consulte. Vous avez un malade en évidence auquel vous prodiguez les soins les plus
empressés. Naturellement on en cause, et, au
whist, une vieille dame en distribuant ses
cartes : « Comment va donc ce cher général?
Il paraît qu'on ne l'a pas saigné? Qu'en pensez-
vous, docteur? » Et voilà votre réputation entre
les mains d'un confrère souvent plus inepte
que malveillant.

Une de mes clientes avait une tumeur du
sein. Je lui avais proposé de la lui enlever; elle
était presque décidée, et cette opération devait me poser comme chirurgien. Mais voilà
qu'un beau jour cette dame me refuse net.
Elle avait entendu dire au médecin retiré, qui
n'a jamais su tenir un bistouri, qu'il ne faut
pas enlever les tumeurs.

—B... Ton médecin me rappelle un fait
dont j'ai été témoin. Appelé en consultation
auprès d'un malade dyspeptique atteint de

manie aiguë, je me trouvai avec trois confrères
qui lui donnaient des soins très-éclairés, et un
ancien médecin ami de la famille, ayant aban-
donné depuis longtemps la médecine pour se
livrer au perfectionnement des charrues. Une
discussion s'engage, et, pendant une heure, il
parle pour nous démontrer que le malade a
une inflammation de cerveau et qu'il faut le
saigner. Je lui réplique que nous avons affaire
à une manie aiguë, et qu'elle doit être traitée
par les bains prolongés, quelques laxatifs et
une alimentation tonique. Mes autres confrères
partagent mon opinion, et nous rédigeons une
consultation en conséquence. Je vois encore ce
médecin tout furibond, refusant de la signer,
et s'écriant : « Je ne sais pas ce que c'est que
la manie aiguë; du reste, quoi que vous fassiez,
votre malade succombera. » Cette algarade
intempestive jette le trouble dans la famille.
Grisolle, mandé sur-le-champ, approuve notre
consultation, et le malade guérit, malgré la
sinistre prédiction de son vieil ami.

Mais nous voici devant l'Hôtel-Dieu, c'est

l'heure de la visite du professeur Béhier, veux-
tu venir la suivre?

— A... Volontiers; cela nous sera plus profitable que de parler des fléaux de la profession.

VI

MON DIMANCHE.

A. M. J... P...

Il y a des moments où la patience du médecin est soumise à de terribles épreuves. Vous
allez en juger par la journée que je viens de
passer. Ce récit jettera un peu d'eau froide sur
le feu de votre enthousiasme, ô imprudent ami!
vous qui avez envié si souvent mon indépendance et le charme de mes longues excursions
champêtres.

Or donc, ce matin, je m'étais levé frais et
dispos, heureux de vivre; la température était
tiède, le soleil magnifique; aujourd'hui di-

manche, j'avais quelques chances de n'être pas dérangé par les malades ; la veille, du reste, j'avais visité tous ceux qui pouvaient avoir besoin de mes soins, et par une de ces circonstances qui se rencontrent de temps en temps, je me trouvais dans une période d'accalmie morbide ; je pouvais, par conséquent, prendre une journée de vacance sans manquer à aucun de mes devoirs professionnels, condition favorable pour avoir le cœur léger et content et pour jouir dans toute sa plénitude du bonheur de ne rien faire, quand on a d'ordinaire une existence fort occupée.

Je demeure, vous le savez, à une heure de Trouville. Je formai le projet d'aller passer ma journée sur cette plage. Par un heureux hasard, le bateau à vapeur pouvait, grâce à la marée, me conduire au Havre, où j'aurais quelques heures pour voir un ami d'enfance, commandant un navire de l'État qui venait d'y relâcher, et me ramener à Trouville à temps pour reprendre le train du soir qui retournait chez moi. Dans mon programme, ce petit

voyage sur mer avait un attrait tout particulier.
Je me dirige donc vers la gare, d'un pas presque juvénile, je crois que le souvenir de mon
ancien camarade de collége me rajeunit; grâce
à mon privilége de médecin du chemin de fer,
je pénètre sur le quai avant les voyageurs pour
éviter les fâcheux, et je me blottis au fond
d'un wagon. Je venais de recevoir dans mon
journal la discussion du projet de loi sur la
liberté de l'enseignement; de beaux et bons
discours avaient été prononcés à la Chambre;
c'était un morceau friand qui devait charmer
ma route. A peine avais-je commencé les premières lignes, qu'un flot de voyageurs se précipite de tous côtés. Un client ennuyeux et
bavard m'aperçoit. Il vient, le traître, se placer
au-devant de moi. « Ah! cher docteur, quelle
bonne fortune! nous allons voyager ensemble. »
Et voilà mon homme qui me parle de ses maux
et de ceux de sa famille. Obligé de le subir, je
me soumets et replie mon journal sur lequel
je ne puis m'empêcher de jeter de temps en
temps un regard où la tristesse se mêle au

désir. Enfin! au bout d'une demi-heure, arrivé
à une station, mon compagnon m'exprime ses
regrets de me quitter. Dieu merci, me voilà
délivré! Je reprends mon journal, quand un
groupe de dames, que je ne connais pas, monte
dans le wagon avec un monsieur auquel j'ai
donné autrefois quelques consultations. Nous
échangeons simplement un salut. Il me paraît
très-occupé de ces dames, leur conversation
est fort animée; il est, d'ailleurs, à l'autre extrémité du wagon, je puis donc être assuré de
continuer ma lecture. Par une de ces fatalités
qui n'arrivent qu'à moi, je ne sais à quel propos mes voisines viennent à parler de la rage;
et j'entends une de ces dames affirmer que son
curé a contre cette maladie un remède infaillible qu'une vieille marquise lui a donné à son
lit de mort.

Un des aïeux de la marquise l'avait rapporté
de Constantinople lors de la prise de cette
ville par les croisés. Depuis, ce secret avait été
transmis aux aînés de la famille; mais comme
la vieille dame n'avait pas d'héritier, elle avait

cru ne pas pouvoir mieux le placer qu'en le
léguant à son directeur, mais après lui avoir
fait jurer de ne le révéler qu'au prêtre qui lui
donnerait les derniers sacrements. A la connaissance de ma compagne de voyage, le curé a
déjà guéri dans le pays plus de quarante personnes qui seraient certainement mortes sans
lui. On vient le consulter de plus de cin-
quante lieues à la ronde. Ce remède est bien
simple : une omelette de deux œufs pondus
du jour, dans laquelle il met une pincée d'une
poudre inconnue. « Est-ce l'omelette qui agit
ou la poudre? hasarda timidement ma voisine.

— Je ne sais, répondit la dame enthousiaste,
mais le résultat est merveilleux et constant.

— Le gouvernement devrait forcer ce prêtre
à livrer son secret, reprend une troisième dame
humanitaire qui, je crois bien, rêvait déjà la
présidence de l'œuvre des chiens enragés ; car
il est triste de penser, ajouta-t-elle, que tous
les ans il meurt de cette horrible maladie un
grand nombre de personnes qu'il serait si facile
de guérir. — Impossible à cause du serment

7.

du prêtre. Et puis, si le gouvernement s'en mêlait, vous verriez tous les médecins qui n'ont pas su trouver le remède, protester et causer toute espèce d'avanies à ce digne prêtre. — Vous avez donc bien mauvaise opinion des médecins? » reprend ma voisine. Je lève alors les yeux sur elle et je m'aperçois qu'elle est vraiment jolie. D'ailleurs, je lui sais gré de cette phrase en notre faveur. A ce moment, mon client, qui probablement craignait quelque sortie de la dame enthousiaste, juge à propos d'intervenir. « Prenez garde, vous êtes ici devant le docteur X... — Mais j'en ai beaucoup entendu parler. — C'est vous, monsieur, qui avez si bien soigné mademoiselle D..., ma petite nièce. Que je suis heureuse de vous rencontrer! Eh bien, vous allez nous donner votre opinion sur le traitement de mon curé. Vous êtes un médecin trop éclairé pour rejeter un bon médicament, quelle qu'en soit la provenance. »

Interpellé aussi directement, il n'y avait pas deux partis à prendre. Je replie mon journal et je me trouve obligé de faire une véritable leçon de pathologie sur la rage et de répondre à une foule de questions plus saugrenues les unes que les autres. Mais au moins j'avais affaire à des dames du meilleur monde et j'étais dédommagé par l'appui sympathique de ma jolie voisine qui n'adoptait pas toutes les idées absurdes qui étaient émises.

Enfin nous arrivons à Trouville. Au moment de descendre de wagon, la dame humanitaire dont, à ce qu'il paraît, j'avais fait la conquête, me prie de lui rendre un service. La femme de son cocher se meurt de la poitrine; elle lui porte un grand intérêt et elle désirerait bien avoir mon avis. Elle comprend tout ce qu'il y a d'indiscret dans sa demande; mais elle sera si reconnaissante! La demeure de cette femme est à dix minutes de la gare. Je m'exécute de bonne grâce; le moyen de refuser? et puis je vais commencer ma journée par une bonne action, cela me portera bonheur. La visite faite, je suis libre, mais voilà une heure de perdue!

Je me promenais depuis quelques instants sur la plage, lorsque j'aperçois dans un groupe un maître vénéré auquel je dois le peu que je sais et qui m'a toujours témoigné une bienveillance que je crois pouvoir appeler de l'affection. Ma journée va donc être complète. J'allais me diriger vers lui lorsque tout à coup un gros monsieur me barre le passage et m'appréhendant au corps : « Quelle chance de vous trouver ici ! — Mais pardon, je suis attendu; plus tard. — Non, non, un mot, un seul. Ma fille est *indisposée;* peut-elle prendre un bain ? Ma femme n'est pas là et mon Olinda prétend qu'il n'y a aucun inconvénient. Moi je crois qu'il vaudrait mieux ne pas se baigner. Nous avions une grande discussion sur ce sujet, quand je vous ai aperçu. — Eh bien, vous avez raison, pas de bain. » Je veux m'esquiver. Mais mon homme : « Pendant que je vous tiens et le monstre, en parlant ainsi, tenait un bouton de mon habit qu'il m'arrachait tout en me soufflant dans le nez, — pendant que je vous tiens, dites-moi ce que vous pensez de la santé de ma femme ? — Je n'ai aucune inquiétude ; mais pardon, je suis attendu. — Vous comprenez, docteur, ses crises reviennent souvent, surtout quand elle est contrariée. Elle est très-nerveuse, ma femme, elle devient très-difficile. Mais, puisque vous me rassurez, je vais partir en voyage plus tranquille. » Je lui tends la main pour en finir ; mais lui : » A propos : mon petit dernier est très-tourmenté par les vers depuis quelque temps ; qu'est-ce qu'il faut lui donner ? — Un lavement au lait. Excusez-moi, il faut absolument que je vous quitte, au revoir. » Je m'enfuis et j'entends crier derrière moi : « Faut-il qu'il soit sucré ? » Mais je ne me retourne pas et je m'élance à la recherche du professeur N..., que pendant tout ce colloque j'avais perdu de vue. Je parcours la grève dans tous les sens ; je vais dans les principaux hôtels où je le demande, personne ne l'a vu. Je passe ainsi deux heures en recherches infructueuses, lorsque j'entends la cloche du bateau à vapeur qui doit me porter au Havre. J'approchais du quai lorsque, ô douleur ! je me trouve nez à nez avec un de mes meilleurs clients qui a un château à deux lieues de Trouville. « Cher docteur, c'est la Providence qui vous envoie. J'arrive et j'allais vous adresser un télégramme afin que vous veniez immédiatement chez moi. Ma femme et moi sommes dans une inquiétude mortelle. Notre cher enfant a depuis hier mal à la gorge. Le médecin vient de le voir et nous affirme qu'il n'y a rien de sérieux. Mais, depuis que nous avons eu le malheur de perdre son frère de cette affreuse angine, nous sommes dans des transes continuelles et nous tenons essentiellement à votre avis. — Mais je pars pour le Havre. — Docteur, c'est impossible, il faut avant que vous ayez vu mon fils. Télégraphiez au Havre que vous ne pourrez y aller que par le prochain départ. Vous coucherez au château et je vous ferai conduire, si vous le voulez, à Honfleur où vous pourrez prendre le bateau qui partira dans la nuit. Ne me refusez pas, cher docteur. — Mais je connais votre médecin, il est instruit, s'il vous a dit qu'il n'y a rien de grave, vous pouvez être tran-

quille. — C'est égal, mettez-vous à notre place.
Vous savez combien nous avons confiance en
vous. » Il n'y avait rien à répondre. Je me rési-
gnai. Nous fûmes à la recherche du confrère
et nous nous rendîmes au château. L'enfant
n'avait qu'une angine légère sans gravité. Il
était tard, la journée était perdue, nous res-
tâmes à dîner, et le soir je reprenais le chemin
de fer pour rentrer chez moi.

J'étais monté dans un wagon où se trouvait
une famille de ma connaissance, qui, comme
moi, avait été passer son dimanche au bord
de la mer, mais, plus heureuse, elle avait pu
jouir de ce repos que j'avais cherché en vain.
La présence d'une dame avec sa fille m'avait
déterminé à entrer dans ce compartiment;
j'avais espéré trouver en elles deux anges tuté-
laires contre la fumée du tabac. Illusion! les
femmes du jour son bronzées, pour ne pas
employer un vilain mot que je ne veux appliquer qu'aux vieilles pipes. A peine le train était-
il en marche que le mari allume un cigare;
immédiatement, trois autres de ses amis en

font autant, et nous voilà plongés dans une épaisse et âcre fumée. Néanmoins, la conversation s'engage par quelques menus propos aussi nouveaux qu'intéressants, et dont les médecins ont le privilége de fournir le thème : « Y a-t-il beaucoup de malades ? Il fait un temps bien chaud. Cela doit être très-contraire à la santé. » Quand il fait froid, on vous en dit autant. « Vous vous portez bien. Un médecin n'a pas le temps d'être malade. » Que ne disent-ils vrai ! Mais, passons. Je ne sais comment on vient à parler d'homœopathie.

« Moi, dit un des amis de mon client, un Parisien, j'ai un médecin homœopathe, et j'en suis très-satisfait ; il traite maintenant ma fille pour une maladie de l'estomac. Il lui fait boire tous les jours un verre de sang chaud à l'abattoir. Elle a bien eu quelque peine à s'y habituer, mais elle commence à s'y faire et s'en trouve bien.

— C'est une horreur ! s'écrièrent ces dames.

— Non, mesdames, ce n'est qu'une habitude à prendre, répond d'un air important mon

Parisien; ce que vous mangez se transforme
en sang, n'est-il pas vrai? Eh bien, vous prenez
du sang tout chaud; l'estomac n'a pas besoin
de le digérer. Rien de plus simple. C'est de la
médecine rationnelle.

— Pardon, repris-je, vous êtes dans l'erreur.
Le sang à peine introduit dans l'estomac s'y
coagule avant d'être digéré. Autant faire manger du boudin à votre fille. Et si l'explication
que vous venez de donner vient de votre médecin, je ne lui en fais pas mon compliment.

— Mais, monsieur, la médecine qu'il pratique n'est pas celle de tout le monde. Les
homœopathes, à Paris, guérissent la plupart
des malades abandonnés par les autres médecins.

— Je vois, monsieur, que vous croyez à
l'homœopathie. Vous êtes un chaud partisan
de cette prétendue doctrine.

— Certainement.

— Eh bien, permettez-moi de vous dire que
vous n'en savez pas le premier mot. »

Et me voilà pressant mon homme de questions, et lui démontrant ou plutôt prouvant à ceux qui nous écoutent, car je ne l'ai pas convaincu, qu'il n'est qu'un niais, qu'il parle de ce qu'il ne connaît pas, et qu'en faisant boire à sa fille du sang de veau, son médecin, qui se dit homœopathe, n'applique pas un remède homœopathique; seulement, il emploie un traitement excentrique qui frappe d'autant plus l'imagination qu'il le met sous la tutelle de l'homœopathie, chère à cette race de gobe-mouches si commune à Paris. J'explique alors en quelques mots que la doctrine d'Hahneman n'est qu'une rêverie d'Allemand, qui n'a pour elle ni l'appui de la raison ni la sanction des faits.

« Vous êtes bien sévère pour les homœopathes, me fait observer un monsieur qui, jusque-là, n'avait pas pris part à la conversation : tous les médecins ne le sont point autant que vous. J'en ai un qui vous traite à votre gré, ou par l'homœopathie, ou par la médecine ordinaire. Ainsi, ma femme se fait soigner tantôt par un système, tantôt par l'autre, et je dois vous dire qu'ils réussissent fort bien tous deux. Il a une clientèle très-étendue, mon médecin.

— Je n'en suis pas surpris. Il a deux cordes à son arc. »

Hélas! le public inconscient trouve cette conduite toute naturelle; les plus sensés se contentent d'en rire. Ce médecin, qui n'a ni conviction ni conscience, qui ment à lui-même et à ses malades, tout cela parce que ça rapporte, ce médecin ne m'inspire que dégoût et mépris.

Je finissais mon réquisitoire contre l'homœopathie lorsque nous arrivâmes à une station. Un nouveau venu vient occuper la dernière place vacante de notre compartiment. C'est un médecin d'un bourg voisin avec lequel j'ai de fréquentes relations. Après avoir échangé les politesses d'usage :

« Avez-vous des petites véroles? me dit-il.

— Je n'en ai presque plus.

— Chez moi, la population est affolée de terreur. Nous avons tous les jours deux ou trois décès.

— C'est beaucoup, eu égard à votre population. Vous vaccinez et revaccinez sans doute?

— Je m'en garde bien. J'attends que l'épidémie soit passée.

— Vous faites alors comme les gens qui, pour prendre un parapluie, attendent qu'il ne pleuve plus. Mais pourquoi donc agissez-vous ainsi?

— D'abord, parce que je ne vaccine jamais en temps d'épidémie. Ensuite, je connais mes clients; ils ne manqueraient pas d'attribuer à la vaccine les ravages de la petite vérole. »

Je cherche à prouver à ce confrère que sa première raison est contraire à tout ce que l'expérience a démontré, qu'il n'y a pas un seul traité de pathologie qui ait formulé ce précepte, et cependant, que de fois déjà je l'ai vu mettre en pratique! Quant au second motif, il n'est pas admissible, c'est à lui médecin de détruire dans le public ce préjugé par la parole et par l'exemple, au lieu de le laisser se développer par une coupable condescendance.

J'avoue que j'étais mal à l'aise d'entendre

un docteur en médecine de la Faculté de Paris, reçu par ladite Faculté, soutenir une semblable thèse en public, surtout devant un adepte fervent de l'homœopathie, chez lequel je crus plus d'une fois surprendre un sourire ironique. C'est triste à dire, mais prenez toutes les absurdités, tous les préjugés, toutes les idées fausses relatives à la médecine, qui sont monnaie courante dans le monde, il n'en est pas une qui n'ait été ou qui ne soit propagée par des médecins, je ne dis pas par tous, mais par quelques-uns. Or l'idée fausse, comme l'ivraie qui étouffe la récolte du champ, se développe, grandit au détriment de l'idée vraie; c'est merveille de voir avec quelle avidité la multitude recherche et accepte l'erreur. Comme dit le poëte :

> L'homme est de glace aux vérités;
> Il est de feu pour le mensonge.

Enfin, nous arrivons! La fumée de tabac, les efforts que j'ai faits pour convaincre mes interlocuteurs m'ont irrité la gorge. J'ai presque une extinction de voix. Je m'élance hors du wagon pour aller prendre chez moi un repos vraiment bien nécessaire. Illusion! on m'attend pour faire un accouchement promis depuis longtemps. Il n'y a donc pas moyen de se dérober à cette corvée, et c'est auprès de ma cliente, en attendant qu'elle me rende ma liberté, que je griffonne à la hâte le récit de mes tribulations.

VII

MA CONSULTATION.

A M. J... P...

Après vous avoir raconté les tribulations d'un de mes jours de vacances, je veux vous faire assister à une journée de mon labeur professionnel.

C'est aujourd'hui mon jour de consultation; aussi ai-je commencé ce matin mes visites un peu plus tôt que d'habitude, afin de rentrer chez moi à l'heure voulue. Malheureusement un homme que l'on a apporté à l'hôpital avec une fracture de cuisse, au moment où je finissais mon service, m'a mis en retard de presque une heure. Quand j'arrive chez moi, je trouve ma salle d'attente pleine de gens qui, tous, sont plus ou moins impatients. Malgré les soins les plus ingénieux, mon bifteck est desséché et presque froid. Je l'avale en cinq minutes, ce qui me vaut de la part de ma femme une algarade aussi vive qu'affectueuse et des réflexions fort sensées sur les inconvénients d'une pareille hygiène qui se renouvelle trop souvent. Tout en reconnaissant ce que ces observations ont de vrai, je n'ai pas le temps d'y répondre, et je me précipite la bouche pleine vers mon cabinet.

J'y trouve un gros curé avec sa gouvernante que ma cuisinière est en train d'y faire entrer, au mépris des droits de toutes les personnes arrivées avant lui. Elle n'en fait jamais d'autres pour tout ce qui porte une soutane. Est-ce dans l'intérêt de son salut ou du mien? Je l'ignore. Ce que je sais, c'est qu'elle a toujours une bonne raison à me donner. Le curé n'a qu'un mot à me dire, il ne vient pas me consulter, mais seulement me rendre compte de l'état d'un de ses paroissiens que j'ai opéré dernièrement. Soit. Je reste debout, et, les nouvelles données, je me dirige vers la porte. « Pardon, docteur, mais j'ai profité de ce que je venais chez vous pour vous amener cette brave fille qui est très-souffrante et que j'ai eu bien de la peine à décider à vous consulter. Allons, ma bonne Marianne, dites au docteur tout ce que vous éprouvez. » Grand merci, ma foi! me voilà une consultation sur les bras. Après tout, je suis là pour cela.

Le curé et sa gouvernante congédiés, je vois entrer dans mon cabinet une dame d'un certain âge, à l'air digne et important. A peine a-t-elle pris possession d'un fauteuil : « Docteur, je ne viens pas pour moi, c'est pour ma belle-fille qui est ici dans votre salon. — Eh bien, madame, je vais la chercher. — Non, non, je vous prie; je veux auparavant vous mettre au courant de sa maladie. Elle ne sait pas se consulter. » Et me voilà obligé de subir le récit plus ou moins fantaisiste de la bonne dame qui, je le vois bien, est la forte tête de la maison. Je me garde de l'interrompre, l'expérience m'ayant appris qu'en pareille occurrence le meilleur moyen d'en finir promptement est de se renfermer dans un silence absolu, et d'attendre que le flux de paroles soit tari. Enfin le moment si désiré arrive. Je me lève pour aller chercher la malade. « Surtout, docteur, si vous trouvez qu'il n'y a pas de guérison, ne le lui dites pas. » Ah çà! me prend-elle pour un imbécile? pensai-je en moi-même.

La consultation fut longue, et, quand je reconduisis ces dames, je trouvai mon corridor envahi par cinq personnes qui, s'ennuyant dans la salle d'attente, en étaient sorties pour m'appréhender au passage, malgré les efforts de mon domestique. Au nombre de ces impatients, il y avait deux pauvres, munis chacun d'une lettre de recommandation, deux domestiques de bonne maison et un ouvrier, c'est-à-dire toute une catégorie de malades auxquels je ne prends pas d'honoraires, mais qui, par cela même, n'en sont que plus exigeants. Après quelques mots qui n'admettaient pas de réplique, je les réintégrai dans l'appartement où ils étaient, en les exhortant à attendre avec patience. Chez le médecin comme ailleurs, c'est toujours la même chose, personne ne veut que l'on passe avant son tour, mais chacun veut passer avant celui des autres.

Je fais entrer dans mon cabinet un paysan aux gros souliers crottés. Pour éviter de marcher sur le tapis qui est devant ma cheminée, il fait un circuit, glisse sur le parquet, manque de tomber et culbute une chaise. Il fait des difficultés pour s'asseoir sur le siége que je lui désigne, à cause de la proximité de ce fameux tapis, sur lequel il redoute tant de poser les pieds. Ce manége commence déjà à m'agacer.

Je ne suis pourtant pas au bout. Cet homme a mal à une jambe. Je désire naturellement la voir. Il met à la développer une maladresse et une lenteur qui me font bouillir le sang. Après examen de la plaie, je l'engage à se panser pendant que je lui formule sa prescription ; une fois écrite, je le croyais prêt, quand je le trouve dans la même position. Pour en finir, je prends le parti de faire le pansement, puis je lui lis son ordonnance en lui en expliquant bien tous les détails. « Vous comprenez bien, n'est-ce pas ? — Oui, monsieur ; ainsi, c'est pour boire. — Mais non, c'est pour mettre sur votre plaie. Vous n'avez donc pas compris ? — C'est écrit, n'est-ce pas, ce que vous m'avez dit ? — Oui. — Eh bien, le pharmacien va me l'expliquer (au surplus, c'est bien le moins !). Faut que je vous paye. » Je lui demande un petit écu. Il tire péniblement des profondeurs de sa poche une bourse en cuir qu'il ouvre en poussant un soupir ; elle renferme plusieurs pièces de 5 francs et quelques sous. « Je dois pourtant avoir de la monnaie ! » Après avoir cherché pendant un quart d'heure, il finit par trouver une pièce de 2 francs. « Mais dépêchez-vous, je vous prie ; donnez-moi une pièce de 5 francs et je vais vous rendre. — Ah ! je savais bien ; tenez, voilà une pièce de 10 sous ; je dois pourtant en avoir une autre, je ne la retrouve pas ; mais j'ai des sous, si ça ne vous fait rien. — Donnez et finissons-en. » Il me compte un à un ses sous, mais il n'y en avait que neuf. « Ah bien ! ça fera tout de même l'affaire. » Et il reficelle sa bourse sans se presser ; puis, après avoir encore regardé successivement dans toutes ses poches pour s'assurer qu'il y avait mis mon ordonnance, il sort comme il est entré, sans mettre le pied sur mon tapis. — Ouf !

A ce rustre succède un homme qui me raconte qu'il vient me consulter pour une chute sur le genou. Il y a, en effet, du gonflement, de la douleur, etc. ; bref, je lui formule une prescription et la lui remets. « Maintenant, monsieur, j'ai depuis longtemps

une maladie de l'estomac. Que faut-il faire? »
L'examen auquel je me livre me montre,
en effet, qu'il est atteint d'une gastralgie in-
tense. Je lui écris son traitement. Mais lui :
« J'ai encore à vous consulter pour mon œil
gauche, dont je ne vois plus depuis un mois.
— Finissons-en. Avez-vous encore d'autres
maladies? au pied, à la main, que sais-je, sur
la peau? Est-ce tout? — Oui, monsieur, » me
répondit-il avec son flegme de Normand,
étonné que j'aie manifesté un mouvement
d'impatience. — C'est vraiment heureux que
chacun n'en fasse pas autant!

En congédiant cet homme à surprises, je
trouve dans le corridor mon paysan de tout à
l'heure. « Comment! encore vous? — Oui,
monsieur, je ne sais pas si je ne me suis pas
trompé en vous payant tout à l'heure, et si je
ne vous ai pas donné un louis. — Ma foi, j'en
serais surpris, car la manière dont vous
m'avez compté vos sous ne prêtait guère à
l'erreur. La vérification, du reste, sera facile. »
En province, à la consultation, les louis

ne pleuvent pas tous les jours dans la poche du médecin ; j'y plonge ma main et j'en retire ce qu'elle contenait. « Tenez, voyez, voilà vos sous, de la monnaie et quelques pièces de 5 francs, mais pas de louis. — Ah! j'y repense, je crois bien que c'est ma femme qui l'a serré. — C'est bon ; mais de grâce, laissez-moi tranquille... » Et je le pousse dehors.

C'est maintenant au tour d'un monsieur mis avec une certaine élégance. Son aplomb, son air satisfait et obséquieux, sa désinvolture, la coupe de son vêtement au goût du dernier our, mais d'un style un peu flamboyant, me font soupçonner tout d'abord un commis voyageur. Le soupçon devient certitude au moment où, ôtant de dessus sa tête un superbe chapeau de soie noir, il le saisit entre l'index et le pouce en étalant les autres doigts de la main en aile de pigeon, de façon à laisser voir un énorme camée qui couvre la première phalange de son petit doigt, agrémenté lui-même d'un ongle démesurément long et taillé en pointe. Cupidon lui aurait-il décoché quel-

qu'une de ses flèches empoisonnées? Et avec
un mouvement de sympathique commiséra-
tion, je lui avance un siége. « Docteur, dit-
il en s'asseyant, je suis représentant d'une des
principales maisons de Reims, et je viens vous
faire mes offres... »

Il prenait bien son temps !

Je ne lui laisse pas finir sa phrase. De mon
fauteuil, je mélance vers la porte. « Pardon,
monsieur, je regrette de ne pouvoir accepter
vos offres de service ; mon frère est négociant
en vins, et je ne puis lui faire d'infidélité. »
Il veut insister, mais la porte est ouverte, et je
lui fais comprendre que mon temps ne m'appartient pas.

Débarrassé de ce fâcheux, j'ai le bonheur
d'avoir affaire à une série de malades, sinon
tous intéressants, au moins ayant tous un mérite, celui de ne pas mettre ma patience à
l'épreuve. Cette bonne fortune ne fut pas de
longue durée. Mon domestique me remet une
carte :

LE DOCTEUR X...

Un confrère! Faites entrer. Se présente un monsieur entre deux âges, tenue sévère, mais simple, de noir vêtu comme il convient à un médecin; teint bilieux, physionomie un peu mélancolique, mais au total bien taillé et d'apparence assez robuste. Que me veut-il? La visite d'un confrère inconnu a toujours quelque chose de flatteur, qu'il vienne vous demander une consultation pour lui-même ou pour un de ses clients; aussi est-il difficile de se défendre d'un petit sentiment de satisfaction. C'est donc avec le plus aimable sourire que je l'invite à s'asseoir. Une fois bien installé comme un homme qui se sent à son aise et qui n'est pas près de déserter la place : « J'habite, mon cher confrère, une petite ville à l'extrémité du département, et, quoique fort éloigné de vous, il y a bien longtemps que votre réputation est arrivée jusqu'à moi et que je vous connais de nom. (Ici, au sentiment de satisfaction se mêle, pourquoi ne pas le dire? une pointe d'orgueil. Je m'incline cependant avec un air modeste.) Vous êtes un des heu-

reux de la profession, ce n'est, du reste, que
justice; mais tout le monde n'a pas la même
bonne fortune. J'avais une très-belle clientèle.
Ma santé m'a obligé à renoncer à l'exercice
de la médecine, et pour utiliser mes loisirs,
je me suis associé avec une maison de Bordeaux, fort recommandable, et je puis vous
offrir des vins dans des conditions tout excep-
tionnelles. Heureux de cette occasion d'être
utile à un confrère, j'espère que vous ne me
refuserez pas. » Descente de mine de ma part.
Je deviens froid, glacial, et je lui débite ma
petite histoire de ce frère négociant en vins qui
alimente mon caveau; mais il ne paraît pas
convaincu, et, au nom de la fraternité médicale, de la confraternité professionnelle, il veut
à tout prix me colloquer une caisse de son vin.
Je tiens bon, je résiste, et nous nous séparons
fort mécontents l'un de l'autre. Cependant, en
me quittant, il me lance ce trait du Parthe:
« Je reviendrai dans six mois, et j'espère vous
trouver plus accommodant. » Tout à l'heure
c'était du vin de Champagne; maintenant,

voilà le vin de Bordeaux. C'est la journée qui le veut. Il ne me reste plus que le bourgogne; faites-m'en grâce, ô mon Dieu!

Après plusieurs autres clients moins ennuyeux, je voyais ma consultation toucher à son terme et j'espérais pouvoir prendre le dernier train pour Trouville, où j'étais attendu par une parente qui avait besoin de mes soins, et chez laquelle je devais retrouver quelques amis, lorsque arrive une dame avec ses trois enfants et leur bonne. J'examine la dame avec le plus grand soin; une fois qu'elle a sa consultation : « Docteur, je voudrais bien que vous me disiez ce qu'a mon fils aîné. Il est souffrant depuis quelque temps. » Une fois le fils aîné consulté et sa prescription écrite : « J'ai des craintes pour la taille du second; je vais vous le déshabiller. » La mère, rassurée sur ce point : « Voyez un peu, je vous prie, la poitrine de mon dernier. » Après m'être exécuté de bonne grâce, quoique ce défilé m'agaçât horriblement les nerfs, je me levais pour clore cette longue séance, lorsque cette dame, s'en-

l'onçant dans son fauteuil, s'adresse à sa bonne :
« Louise, pendant que vous êtes ici chez le
docteur, j'exige que vous le consultiez. » Se
retournant vers moi : » Cette fille est malade,
elle ne mange pas. Je n'ai jamais pu obtenir
qu'elle vînt vous voir. Cependant je le lui ai
assez dit. Elle a un médecin qui ne m'inspire
aucune confiance. Du reste, il ne la guérit
pas. » Voilà une consultation qui va être
agréable pour Louise qui ne s'en soucie pas,
et pour moi, qui n'y tiens pas du tout. Néanmoins, j'examine Louise et je lui donne une ordonnance. Je croyais en avoir fini avec cette
famille ; mais la dame : « Louise, emmenez
les enfants au jardin public, je vous y rejoin-
drai. » Et voilà cette dame me demandant ce que
je pense de la santé de Louise; s'il n'y a pas à
craindre pour celle de ses enfants, etc., etc.
Ces divers sujets épuisés, elle se met à me parler de ma femme, de mon fils, de ce que je
compte en faire. Je ne réponds que par des
monosyllabes. Je m'agite sur mon fauteuil; je
place mes mains sur chacun de ses bras, en

commençant l'évolution du mouvement que l'on fait pour se lever. Vains efforts! Je jette sur ma pendule des regards désespérés. Mes yeux suivent avec anxiété l'aiguille qui marche toujours; rien n'arrête ma terrible parleuse. Enfin elle me quitte!

Mais l'heure du train est passée. Adieu ma bonne soirée de Trouville! J'en prends mon parti. Mais c'est égal, quand de pareilles séances se renouvellent, et ce n'est pas rare, avouez, cher ami, qu'il faut chez le médecin de la patience, beaucoup de patience. — Mais quand il n'en a pas? — Eh bien, il faut qu'il paraisse en avoir.

VIII

A QUI LA FAUTE?

Eh bien, oui, parlons-en!

Je me trouvais hier dans une réunion de médecins où chacun maudissait sa profession, et qui est-ce qui, dans ce monde, n'en fait pas autant? Cependant, au milieu de plaintes plus ou moins fondées, j'en entendais qui ne sont malheureusement que trop légitimes.

Ainsi, c'est toujours avec un sentiment pénible que je vois le sans-façon avec lequel on traite le médecin. Il semble, en vérité, qu'il soit matière taillable et corvéable à merci. De toutes parts on lui demande des services, et nous savons tous comment on les reconnaît! Est-ce que vous n'avez pas éprouvé un sentiment d'indignation à la pensée qu'il s'est trouvé un conseil général pour voter la somme de huit francs comme honoraires du médecin vaccinateur d'un arrondissement? Mon Dieu! ne le payez pas, faites simplement appel à son dévouement, et il ne vous fera pas défaut; mais si vous le rémunérez afin d'être. dispensé de lui avoir une obligation, votez-lui plus de deux ou trois centimes par vaccination. Quand un de ces officieux de la rue, après avoir fermé la portière de votre coupé, vous tend la main, ou vous ne lui donnez rien, ou vous lui donnez deux sous; vous n'oseriez pas lui offrir deux centimes. Cette humiliation était réservée au corps médical de la part d'un conseil général, c'est-à-dire de la part d'hommes qui, ordinairement, n'ignorent pas ce que sont les convenances.

Dans la plupart des villes de province, il n'y a pas de médecins vérificateurs des décès; c'est plus simple, l'administration demande au médecin qui a soigné le malade, un certificat de décès. Mais qui rémunérera le médecin? L'administration? Il n'y a pas de crédit voté à cet effet. — Alors ce sera la famille? — Soit. Mais quand vous ne lui prenez pas d'honoraires pour les soins que vous lui donnez, et nous savons combien ce cas est fréquent!

Tous les jours, des ouvriers viennent vous consulter; après leur avoir consacré tout le temps nécessaire pour les examiner et pour écrire leur consultation, ils vous demandent, pour leur patron, un certificat constatant leur incapacité de travail, la durée probable de leur maladie, etc., etc. Si vous refusez, le chef d'atelier ne leur donnera pas d'indemnité de chômage; si vous perdez votre temps à faire ce certificat, et c'est une charge quand cela se reproduit plusieurs fois par jour, le patron que vous obligez personnellement, qui trouve ainsi le moyen de faire la police sanitaire de son établissement, comment vous témoignera-t-il sa reconnaissance? Il ne vous saluera même pas dans la rue.

Dans un cercle de négociants, on malmenait très-fort les médecins, parce qu'un ouvrier s'étant cassé le bras dans une usine, le docteur que l'on avait envoyé chercher, occupé d'un autre côté, s'était fait attendre. Il est vrai que le blessé une fois guéri et bien guéri, on n'a même pas adressé un remercîment au médecin. Si encore on l'avait honoré!

Ces exemples, qui sont de tous les jours et que je me garde de multiplier, montrent le peu d'égards que sait inspirer la profession médicale.

J'ai souvent entendu dire que la médecine est un sacerdoce. Oui, au point de vue du sacrifice et du dévouement; mais avec cette différence que celui qui a revêtu la robe sacerdotale reçoit d'elle une part de considération que le titre de docteur ne donne pas à celui qui vient de le conquérir. Chez nous, c'est l'individu qui s'impose, qui inspire la considération, qui commande le respect. Il honore la profession, il n'est pas honoré par elle. Si cette situation existe, avouons-le, il ne faut nous en prendre qu'à nous-mêmes. Est-il une carrière où il y ait moins de solidarité, où l'on soit moins soucieux des intérêts et de la dignité professionnels que dans la nôtre? Le médecin trouve rarement aide et protection chez ses confrères. Beaucoup se figurent qu'en amoindrissant un collègue ils s'élèvent : erreur profonde qui se retourne contre celui qui la professe.

Appelé un jour en consultation à six lieues de chez moi, le confrère avec lequel je me trouve me prie de me contenter de la moitié des honoraires que je prends habituellement.

Il s'est engagé à obtenir cette concession de
ma part; d'ailleurs, il connaît son client, et si
ce dernier n'en avait eu l'assurance, il ne
m'aurait pas fait venir. « De cette fois, cher
confrère, je ne veux pas vous désobliger; mais
ne vous chargez jamais à l'avenir de semblables missions. Si votre malade est pauvre
et que vous ayez besoin de mon concours, dis-
posez de moi; mais, s'il est dans l'aisance
comme celui d'aujourd'hui, j'aime mieux ne
pas me déranger que de changer mes habitudes. Vous ne comprenez donc pas qu'il est
de votre intérêt que l'écart entre le prix de vos
visites et celui des miennes soit le plus grand
possible? Supposons pour un instant qu'il
soit nul ou insignifiant, je deviens pour vous
un concurrent, c'est de toute évidence. Et
puis voyez dans quelle situation vous me pla-
cez : une autre fois, lorsque je reviendrai
dans votre pays, on discutera le chiffre de
mes honoraires en s'appuyant sur le précé-
dent d'aujourd'hui; et tout cela dans le but
d'obliger un client qui ne vous en aura au-

cune reconnaissance, et qui, j'en suis bien sûr, vous honorera fort mal à votre tour. Ce sera votre punition. »

Je cite à dessein ce fait, parce que les exemples de ces confrères officieux ne sont pas absolument rares en province, et j'en connais plusieurs.

A un médecin d'une grande compagnie de chemins de fer qui, les preuves à l'appui, démontrait qu'il faisait par an, à cette compagnie, en moyenne, un cadeau d'un millier de francs, on répondait : « Si la compagnie payait vos services, il faudrait des sommes énormes ; — mais la place que vous occupez est une place honorifique, et la preuve, c'est que les médecins les plus distingués tiennent à honneur de nous offrir leur concours. » Or, qui tenait ce langage ? Un administrateur au moins. — Nullement. — Le directeur, et il était dans son rôle. — Pas davantage. — Eh bien alors ? — Un médecin, et j'hésite à le dire, le chef du service médical. Que trouvez-vous de cette compagnie qui, en définitive, n'est qu'une grande usine

qui, au lieu d'argent (le procédé est écono-
mique), distribue des places honorifiques, et
de cette foule de médecins qui se bousculent
à sa porte, sollicitant l'honneur d'y arriver?
Il n'y a qu'un médecin pour faire de semblables appréciations. Aussi demandez au directeur de cette compagnie quel degré de
considération il a pour ses médecins et comment il les traite!

Si une place plus ou moins honorifique
devient vacante, vite une foule de compétiteurs se présente, et, pour arriver le premier
dans cette course effrénée, tous les moyens
sont bons. Le prédécesseur avait un traitement de mille francs; pour enlever la position, on fera le service pour cinq cents; un
autre vient qui se contentera de trois cents;
arrive le dernier qui ne prendra absolument
rien. Cela me rappelle ce conducteur de dili-
gence qui, pour ruiner la concurrence, ne se
bornait pas comme elle à ne pas faire payer
la place des voyageurs, mais leur offrait un
petit verre par-dessus le marché.

Je sais telle localité où les sociétés de secours mutuels exploitent indignement les médecins; cependant il s'en trouve parmi eux
qui arrivent à supplanter leurs confrères en
faisant encore des offres inférieures aux propositions de ces sociétés. « Que voulez-vous,
répondait un jeune médecin aux observations
d'un de ses confrères plus ancien que lui; j'ai
des *loisirs*, et au moins cela me fera connaître. » Soit; mais cette manière de se pro-
duire vous créera des difficultés pour l'avenir,
vous amoindrira aux yeux du public, et il viendra un moment où vous regretterez d'être
entré dans cette voie.

Que les vieux médecins fassent bon accueil
à leurs jeunes confrères, qu'ils les aident de
leurs conseils et les protégent contre l'ennemi
commun, l'exploitation par le public; mais
aussi que les jeunes médecins ne manifestent
pas trop d'impatience et qu'ils n'oublient pas
que c'est encore dans leur travail et leur talent
qu'ils trouveront les moyens de faire la concurrence à la fois la plus profitable et la plus

honorable, et qu'ils prennent garde, en agissant autrement, s'ils viennent un jour se plaindre de la situation qui leur est faite, qu'on puisse dire : A qui la faute?

IX

A M. JOLLY, MEMBRE DE L'ACADÉMIE DE MÉDECINE.

I

QUELQUES RÉFLEXIONS SUR L'USAGE DU TABAC.

TRÈS-HONORÉ MAITRE,

Permettez-moi de vous adresser quelques réflexions sur deux fléaux que vous avez combattus avec autant de talent que de persévérance. Aujourd'hui je vous parlerai du tabac. Dans ma prochaine lettre je tâcherai de montrer les conséquences de l'abus des boissons alcooliques.

Après avoir fait usage du tabac comme la plupart des étudiants, pendant le cours de mes études médicales, j'ai renoncé à cette habitude et je m'en félicite chaque jour. Je cours donc risque d'être considéré comme un renégat de la pipe, et, à ce titre, les réflexions qu'elle m'inspire et l'étude dont elle va être l'objet seront peut-être suspectes à plus d'un fumeur. Mon intention n'est pas cependant de fouler aux pieds l'idole que j'ai adorée. Je veux ici examiner froidement, en dehors de tout parti pris, quelques-uns des mobiles qui nous portent à user du tabac et les conséquences qui en résultent pour la santé du corps et de l'esprit. Je ferai appel à mes anciens souvenirs, à mes anciennes impressions, et, les comparant aux résultats de mes observations quotidiennes, peut-être arriverai-je à présenter un tableau exact de quelques points de la physiologie du fumeur.

Et d'abord nous pouvons nous demander : Pourquoi fumons-nous?

Les premières fois que l'on fume, on éprouve une sensation désagréable; tout le monde est d'accord sur ce point, et si l'on s'en tenait à cette première impression, personne ne ferait usage du tabac; mais on fume par imitation. Vous voyez un fumeur passer dans la rue, il paraît avoir sur vous la supériorité de l'homme occupé sur l'homme oisif; il semble qu'il fasse tourbillonner la fumée autour de lui avec un sentiment de satisfaction. Vous enviez son sort. A côté de lui vous paraissez désœuvré. Vous voulez l'imiter parce que vous croyez qu'il éprouve un bonheur dont vous êtes vous-même privé. Vous l'imitez encore parce qu'il est dans la nature de l'homme d'imiter ce qu'il voit faire, le mal plutôt que le bien. Cette influence de l'imitation est immense; elle s'exerce au physique comme au moral; nul n'a le pouvoir de s'en affranchir. N'en avons-nous pas un exemple dans ce qu'on appelle la mode et qui n'est autre chose que l'imitation? Or sa puissance est telle que tout le monde s'y soumet, même les gens les plus intelligents; que l'on arrive à porter les vêtements les plus ridicules et même les plus incommodes, et à accepter les usages les plus absurdes et les moins motivés. Eh bien, c'est ce qui arrive pour le tabac. Dans une réunion d'hommes, celui qui ne fume pas avoue presque avec embarras qu'il n'use pas de la pipe ou du cigare. Il semble qu'il y ait là pour lui un signe d'infériorité. On en voit qui, pour se mettre au niveau des autres, commencent un cigare dont ils tirent quelques bouffées, bien qu'ils n'en éprouvent aucun plaisir. Il est vrai qu'ils ne peuvent l'achever; ils éprouvent même certaines sensations vertigineuses fort désagréables; mais ils ont fait bonne contenance; ils ont suivi les autres comme les moutons de Panurge. Parler de l'imitation après M. Jolly (1) est une témérité, j'en conviens; mais je tenais à faire ressortir cette tendance de l'esprit humain, pour montrer le rôle qu'elle joue dans l'habitude du tabac.

Son usage a toujours suivi une progression croissante. Ainsi, en 1842, l'impôt fiscal du tabac rapportait au trésor 80 millions, chiffre

(1) Séance de l'Académie de médecine, 16 février, et l'*Union médicale*, mars 1869.

déjà respectable. En vingt ans, en 1862, il s'est élevé à 180 millions, et l'on a obtenu mieux pour les années suivantes. Il est en effet difficile qu'il en soit autrement. Un grand nombre de pères fument, les enfants naturellement veulent les imiter, et si tout d'abord ils en sont détournés par la saveur désagréable du tabac, arrive un âge ou à force de persévérance, ils surmontent les dégoûts des premiers jours. Ils croient avoir remporté sur eux-mêmes une grande victoire, quand ils peuvent fumer un cigare tout entier; dès lors ils sont émancipés; ils sont des hommes accomplis. Ce que je dis là, c'est l'histoire de nous tous, c'est la mienne, c'est celle de tous mes camarades de collége, et je ne puis encore aujourd'hui me défendre d'un sourire en songeant à tous les désagréments que nous a causés notre initiation aux charmes du cigare.

Je n'insisterai pas sur les phénomènes que produit le tabac lorsqu'on n'y est pas habitué : augmentation de la sécrétion salivaire, nausées, vomissements, sentiment de malaise spécial, analogue à celui qui précède la syncope, diarrhée. Je suppose le noviciat terminé et je vais prendre le fumeur désormais insensible aux mauvais effets du tabac, jouissant sans mélange du bonheur que lui apportent ses vapeurs narcotiques. Cherchons à analysér ses sensations; elles sont très-complexes.

D'abord, il y a la satisfaction d'une habitude qui, comme toutes les habitudes, est devenue un besoin impérieux. C'est surtout après le repas que ce besoin exerce sa tyrannie avec le plus de violence. C'est à lui que nous devons cet étrange spectacle de tous ces fumeurs, et autant dire de tous les hommes même les mieux élevés, qui, aussitôt le repas terminé, fuient la société des femmes pour aller satisfaire, je ne dirai pas leur passion, mais les exigences de leur habitude. Que penseraient de nos mœurs actuelles les hommes de la société du XVIIIe siècle, ces modèles de l'urbanité et de la galanterie française? Auraient-ils jamais supposé que la femme, à laquelle ils avaient voué un véritable culte et qu'ils savaient entourer de tant de prévenances délicates, serait un jour délaissée pour un peu de fumée? Autres temps, autres mœurs, je le sais et ne m'en plains pas; mais sous ce rapport peut-on dire que notre siècle soit en progrès? Je ne le pense pas.

J'ai vu un temps qui ne remonte pas à bien des années, mais les choses vont vite de nos jours; j'ai vu un temps, dis-je, où l'homme bien élevé ne se serait jamais permis de fumer dans un wagon où se trouvait une femme. Aujourd'hui, s'il en est encore qui conservent ces saines traditions de la politesse, il en est beaucoup qui les oublient. Il est vrai qu'ils s'informent, avant d'allumer leur cigare, si le tabac n'incommode pas, et qu'ils demandent une autorisation qu'ils arrachent le plus souvent à la timidité et qui les fait maudire intérieurement. Et c'est justice, car les fumeurs n'ignorent pas combien il est désagréable de se trouver enfermé dans un espace restreint où l'on fume, sans y fumer soi-même. Mais peu importe! l'empire de l'habitude est là, il

faut qu'ils lui obéissent. Décidément le cigare
a abaissé le niveau du savoir-vivre.

Il semble que le fumeur n'a pas trop de
l'harmonieux équilibre de toutes ses fonctions
pour lutter avec avantage contre l'influence
toxique du tabac et en savourer l'âcre parfum.
Aussi dans l'état de maladie, tandis que le thé,
le café continuent à être agréables à l'homme,
le tabac lui devient antipathique, son odeur
même lui est désagréable; mais dès qu'il revient à la santé, il reprend sa chère habitude.
C'est même pour le médecin un signe infaillible; s'il trouve son malade fumant et fumant
avec plaisir, en dehors de tout autre symptôme, il peut être certain qu'il est en pleine
convalescence.

Le plaisir des yeux est pour beaucoup dans
l'action de fumer. Voyez un fumeur tout entier aux jouissances que lui procure son cigare! En même temps qu'il abandonne son
esprit à une sorte de rêverie sur laquelle nous
reviendrons tout à l'heure, il suit attentive-
ment de l'œil les formes plus ou moins bi-

zarres, mais toujours changeantes, du jet de fumée qu'il sait lancer de ses lèvres d'une certaine manière qui dénote, à première vue, une expérience consommée. Dites à cet homme qu'il éprouve du plaisir à regarder sa fumée s'évanouir dans l'air : la plupart du temps il ne s'en sera pas rendu compte; et cependant, qu'il essaye de fumer les yeux fermés, il ne tardera pas à y renoncer; s'il persévère, vous le verrez continuer à fumer sa pipe alors qu'elle sera éteinte depuis longtemps. En effet, on ne voit guère de fumeurs parmi les aveugles. L'entretien du feu de la pipe ou du cigare, le plus ou moins de régularité avec laquelle s'opère la combustion du tabac, la manière dont se comporte la cendre, sont l'objet d'une sollicitude toute particulière de la part du fumeur, et, s'il est solitaire, ces détails sont pour lui une occupation, une véritable compagnie. Mais tout cela fait partie du plaisir des yeux. A côté de ce plaisir, on trouve dans le tabac, ou plutôt dans l'action de fumer, quelque chose de bien précieux et qui manque à beaucoup de gens : la contenance. Je m'explique.

Quand on fume, les mains sont occupées, soit qu'on roule une cigarette ou qu'on tienne entre ses doigts son cigare ou sa pipe. En général, beaucoup de gens ne savent que faire de leurs mains, et ce que j'avance est tellement vrai, que certaines personnes (je ne les cite pas comme un modèle de goût) font faire leur portrait un cigare à la main. Je ne pense pas que ce soit pour apprendre à leurs descendants ou aux générations futures, qu'elles usaient du tabac; je ne crois pas non plus qu'elles se figurent que cet insigne les sauvera de l'oubli, comme aurait pu le faire le pinceau d'un maître. Non; elles mettent un cigare ou une pipe dans leurs doigts parce qu'elles y trouvent un moyen d'utiliser leurs mains qu'elles ne savent où placer.

Je ne chercherai pas à décrire l'expression de la physionomie du fumeur; nous la connaissons tous, Manet l'a peinte avec son réalisme hideux. Elle n'est pas la même chez tous les individus et elle varie suivant que l'on fait usage de la pipe ou du cigare. Mais, dans tous les cas, elle ne concourt guère à cette sublime majesté du visage chantée par le poëte comme l'apanage exclusif du roi de la création, et elle n'est assurément pas faite pour inspirer le ciseau d'un Phidias; mais, en revanche, elle a plus d'une fois égayé le crayon d'un Cham ou d'un Gavarni. C'est une compensation.

Après avoir pour ainsi dire passé en revue les accessoires, nous allons aborder maintenant le point capital, c'est-à-dire l'action du tabac sur l'état de l'intelligence.

Ses vapeurs narcotiques donnent à l'esprit un grand calme et une tranquillité singulière. Le fumeur s'abandonne à une douce rêverie qui n'est pas la perte du fil des idées ou de l'intelligence, mais dans laquelle les conceptions sont moins persistantes et moins précises; et, chose remarquable! si le fumeur ne veut pas se laisser aller à cette influence, soit qu'il poursuive une idée dominante, soit qu'il

se livre à un travail sérieux qui absorbe toute
les forces vives de son esprit, il peut résister
à l'influence narcotique et la maîtriser. Il y a
des hommes fort sérieux, des savants même
qui fument en travaillant; mais alors il y a
lutte entre l'intelligence et le narcotisme, lutte
dans laquelle l'intelligence a le dessus. En
effet, souvent, au moment où l'esprit est le plus
occupé, on oublie la pipe ou le cigare qui ne
tardent pas à s'éteindre. Dans d'autres circonstances, si l'effort intellectuel est moindre,
il peut marcher de pair avec le narcotisme :
ainsi, vous voyez beaucoup de personnes fumer
en lisant des romans, des journaux, etc., en
un mot, des ouvrages qui ne réclament qu'une
tension d'esprit très-modérée, et souvent
même, lorsque l'intérêt du livre n'est pas suf-
fisant, le lecteur redouble de soin et d'attention pour son cigare, qui finit par l'absorber
tout entier. Ses yeux se promènent machinale-
ment sur la page; bientôt il ne lit plus, il est
tombé dans cette rêverie dont nous parlions
tout à l'heure.

Ce narcotisme continuel de l'intelligence
chez les personnes qui fument beaucoup, cette
lutte incessante de l'esprit pour s'y soustraire,
n'est-elle pas de nature à ralentir le développement des facultés intellectuelles? Nous ne
saurions en donner la démonstration. Rien,
en effet, n'est plus difficile à déterminer. Quels
termes de comparaison prendre chez un fumeur? Nous pouvons bien apprécier son degré
d'intelligence; nous pouvons bien nous demander s'il serait plus élevé s'il ne faisait pas
usage du tabac; mais on conçoit que la réponse à cette dernière question nous manque
toujours.

Le docteur Bertillon (*Union méd.*, mars
1865), faisant un relevé statistique des fumeurs d'une promotion de l'École polytech-
nique (1855-1856), a obtenu pour les trois
classements de l'année ce résultat : que parmi
les élèves qui ont conquis les vingt premières
places, il y avait de 5 à 8 fumeurs; que parmi
ceux qui ont obtenu la 20ᵉ à la 40ᵉ place, il
y avait de 9 à 12 fumeurs, et ainsi de suite,

c'est-à-dire que le nombre de fumeurs s'accroît progressivement à mesure que le classement est plus défavorable.

Ce résultat, très-curieux, porte malheureusement sur une série de chiffres trop restreinte pour que l'on puisse formuler une conclusion. Le docteur Bertillon le fait remarquer lui-même; mais si de nouvelles recherches faites dans le même sens venaient le confirmer, il faudrait pourtant bien admettre que l'usage du tabac n'est pas sans influence sur les travaux de l'esprit. On cite du reste des faits bien observés et incontestables qui prouvent que chez certains individus le tabac a une influence dépressive sur la mémoire (Fonssagrives).

Quoi qu'il en soit, si l'on admet qu'en général le tabac n'a pas d'autre action sur l'intelligence que l'état de torpeur dont nous parlions précédemment, il est évident que si cet état se renouvelle très-fréquemment, il diminue d'autant la durée de l'activité intellectuelle, et que si l'on compare deux individus égaux sous le rapport des facultés de l'esprit, mais dont l'un fera un fréquent usage du tabac et dont l'autre s'en abstiendra complétement, il est évident que dans une même période de temps, l'intelligence du dernier aura accompli sa tâche avec plus de suite, plus de régularité que celle du fumeur qui, huit ou dix fois par jour, est obligé de subir l'action narcotique du tabac. Aussi, parmi les hommes les plus remarquables par l'étendue de leurs connaissances et de leurs travaux intellectuels, ne voyons-nous guère de grands fumeurs.

Nous venons d'étudier les motifs qui nous portent à fumer, les sensations que procurent les vapeurs narcotiques du tabac et leurs effets sur l'intelligence. Maintenant nous devons nous demander si l'usage du tabac présente de tels inconvénients qu'il faille le proscrire.

Nous ne posons cette grave question qu'au point de vue des effets du tabac sur l'organisme; car il est bien évident qu'au point de vue du bien-être matériel des individus, il est pour beaucoup une cause de dépense ou de gêne; mais je laisse ce côté de la question.

Sans doute, si l'on avait la raison de ne
fumer que deux ou trois pipes ou cigares par
jour, je crois qu'il n'y aurait pas lieu de s'en
préoccuper. A cette dose, une fois l'habitude
prise, le tabac ne peut offrir aucun danger;
mais il est bien peu de fumeurs qui aient la
sagesse de se limiter à une aussi minime
quantité de tabac. Il en est un grand nombre
qui arrivent à des doses considérables; il en
est qui fument depuis le matin jusqu'au soir,
et même la nuit quand ils sont couchés. Lorsque cette habitude prend de pareilles proportions, alors apparaît le péril. On voit sur-
venir des dyspepsies opiniâtres, certains trou-
bles nerveux plus ou moins graves. On a
signalé des paralysies de la motilité, des pal-
pitations, des angines de poitrine, etc. M. Sichel
a observé des amauroses qu'il n'hésite pas à
rapporter à l'abus du tabac.

On objectera que le nombre des accidents,
comparé à celui des grands fumeurs, est bien
restreint. Cela est vrai, mais la possibilité de
ces accidents n'est pas le seul danger qui les

menace. Outre les inconvénients de ce narcotisme continuel, qui doit laisser bien peu de
place au travail de leur esprit, ils ont à re-
douter l'appétence pour les boissons fermen-
tées, qui, surexcitée sans cesse par la séche-
resse que la fumée du tabac développe dans
la bouche, devient pour eux un besoin non
moins impérieux que le premier. Il y a là un
danger peut-être encore plus grand que celui
du tabac lui-même; car on arrive fatalement
sur cette pente à l'alcoolisme. Prenons pour
exemple le grand fumeur des pays à bière.
Il entre dans une taverne, s'assoit devant
une table, et reste là, immobile, dans une
atmosphère lourde et malsaine, fumant silen-
cieusement pendant des heures entières, et
n'interrompant de temps en temps son occupation favorite que pour boire quelques gor-
gées de la bière qui est placée devant lui.
Pense-t-il à quelque chose? Je ne le crois pas.
L'expression vague et atone de son regard
permet du moins de le supposer. Dans d'autres pays, l'eau-de-vie remplace la bière.

Telle est la vie de tous les jours pour un grand nombre. Est-ce pour en arriver là que l'homme a été doué de ces admirables facultés qui font, à juste titre, son orgueil et sa supériorité?

Je le répète, une pareille dégradation est affligeante et n'a pas d'excuse. Il est cependant des professions dans lesquelles je comprends l'usage, j'allais presque dire l'abus du tabac. Le marin trouve en lui le moyen de tromper les ennuis d'une longue traversée. Il aide le soldat à supporter l'oisiveté des camps, et peut-être plus d'une fois a-t-il atténué l'image trop vive de la patrie absente. Mais que l'homme intelligent, dont la vie est sans cesse occupée aux travaux de l'esprit, se livre avec excès à l'usage du tabac, voilà ce qui ne s'explique plus. Aussi ne puis-je m'empêcher de citer, en terminant, les paroles suivantes de Dupuytren, rapportées par un de ses élèves (1) : « Je ne comprends pas, disait l'illustre chirurgien, le progrès de cette sale

(1) *Union médicale*

habitude parmi les classes intelligentes. Il n'est vraiment pas croyable qu'un homme d'éducation libérale consente, de propos délibéré, à abaisser ainsi le niveau de son intelligence; qu'un homme qui a goûté l'orgueil de la création littéraire ou scientifique, préfère aux sublimes jouissances de l'esprit l'ignoble plaisir de s'empester et d'empester les autres. »

X

A M. JOLLY, MEMBRE DE L'ACADÉMIE DE MÉDECINE.

II

LA JOURNÉE D'UN TRISTE PERSONNAGE.

TRÈS-HONORÉ MAITRE,

Pour vous tenir ma promesse à propos des boissons alcooliques, je ne crois pas mieux faire que de vous raconter la journée d'un habitué de café comme il y en a tant.

Il s'éveille en bâillant, sa tête est lourde, son haleine est chaude, sa bouche mauvaise; parfois il a des nausées et ce qu'il appelle sa pituite. Il éprouve un sentiment de fatigue général; aussi, pour dissiper son malaise et s'ouvrir l'appétit, ne manque-t-il pas, en sortant, de prendre un bitter ou un vermouth (*sic*).

A peine a-t-il déjeuné qu'il revient au café. Qui pourrait l'en blâmer? L'infusion de moka n'est-elle pas le complément indispensable du repas? Le voyez-vous là-bas, assis devant cette table, avec ses compagnons de chaque jour, entouré d'un épais nuage de fumée de tabac? Il est grave, silencieux; c'est qu'il fait sa partie de domino, et il est tout entier aux émotions du double six. Au surplus, je l'aime mieux ainsi que lorsqu'il cause politique; au moins il ne déraisonne pas. Après le café sont venus les petits verres, puis la chartreuse, puis la bière. Mais le temps passe, les nécessités de la profession commandent; il faut se quitter. Certes il n'est pas gris, mais sa ·

figure est colorée, ses oreilles sont rouges, son œil est brillant avec un regard légèrement voilé. La physionomie est béate, mais pas spirituelle ; on comprend, en le voyant, qu'il n'a besoin de rien.

Cependant la journée est longue ; elle ne se passera pas sans qu'il ne reparaisse au café. En entrant, il est accueilli par un gracieux sourire de la dame de comptoir. Il s'assoit toujours à la même table. Alexandre, qui connaît ses habitudes, lui apporte sa pipe, un bock et le *Siècle*. De temps à autre il interrompt sa lecture pour humer une gorgée de la blonde liqueur, et chaque fois il fait entendre un petit claquement de langue qui est sans doute sa manière de manifester sa satisfaction ; puis, par un mouvement de projection du menton en avant, il ramène sa lèvre inférieure au devant de la supérieure pour recueillir, en les aspirant, les dernières effluves du breuvage germain.

Mais la pipe est finie, le journal est lu, le verre est vide, d'autres soins l'appellent ailleurs.

Avant le dîner, il reviendra prendre son absinthe. Sans elle il ne dînerait pas. Il n'y tient pourtant guère à ce repas. « Je ne dîne, me disait-il un jour, que pour prendre mon café. Quand il me manque, je suis vraiment bête. » J'aurais été fâché de le lui faire remarquer; mais, entre nous, avant ou après, je n'ai jamais trouvé la moindre différence. Le repas est à peine terminé qu'il revient au café. Une fois, au moment où il allait y entrer, je me permis de lui dire : « Eh! pourquoi donc ne prenez-vous pas votre café chez vous? Vous pourriez certainement en avoir d'aussi bon qu'à l'estaminet, et je ne conçois pas que vous alliez le boire dans cette atmosphère empestée et malsaine. Quels attraits pouvez-vous y trouver? — Mais j'y trouve une réunion d'amis : c'est l'un qui entre, l'autre qui sort; les garçons qui circulent, le bruit des tasses, le choc des verres, l'éclat des lumières; c'est le mouvement, c'est la vie. » Ajoutons à cela qu'après le café, on boit, on joue, on boit encore, puis on boit toujours, et cela jusqu'à deux heures du matin. Il rentre alors chez lui, gorgé de bière et d'eau-de-vie, pas ivre, mais échauffé. Toute sa personne exhale une odeur infecte d'alcool et de tabac. Sa femme, qui l'a longtemps attendu, s'est endormie auprès du berceau de son enfant. Ce spectacle ne le touche pas; mécontent de lui-même et des autres, car il a perdu au jeu, il lui cherche une mauvaise querelle; l'enfant se réveille et pleure. Notre homme n'en maugrée que plus fort et maudit le mariage et la famille. Au café, on n'a pas de semblables ennuis! « Voilà dix ans que je suis mariée, et c'est tous les jours la même chose », me disait un jour une femme encore jeune.

En vieillissant, souvent il prend de l'embonpoint, son visage se colore, son nez rugueux prend une teinte vineuse, ses oreilles charnues deviennent violacées, ses lèvres épaisses ont une puissance d'aspiration comparable à la ventouse de la pieuvre, ses paupières granuleuses et rouges laissent voir un

œil injecté et brillant, sans autre expression
que celle d'une certaine excitation dépourvue
d'intelligence. Il est gai, jovial, ne se préoc-
cupe guère du lendemain ni des malheurs de
la France; nous nous en sommes aperçu pendant l'invasion. Pourvu qu'il y ait encore de
la bière dans son bock et du tabac dans sa
pipe, tout lui est égal. Un matin on le trouvera
mort dans son lit d'une attaque d'apoplexie.
« C'est dommage, dira le garçon de café, car
c'était un bon enfant! En voilà un qui buvait
bien une chope! » Il n'inspirera pas d'autres
regrets et n'aura pas d'autre oraison funèbre.

Parfois, au contraire, les années ont sur lui
une autre influence. Il devient nerveux, impressionnable. Il mange la fortune de sa
femme; laisse ses enfants dans la misère sans
aucun remords; mais il ne peut lire un fait
divers un peu émouvant sans qu'un sanglot
étrangle sa voix, sans qu'une larme mouille
sa paupière; il devient pleurnicheur. En
même temps que son intelligence s'amoin-
drit, son physique trahit la dégradation de

son âme; son teint devient pâle, ses chairs flasques et tombantes, les commissures des lèvres s'abaissent par suite de l'usage continuel de la pipe et donnent à sa physionomie un aspect caractéristique; l'œil est atone, le regard, terne, a quelque chose de mélancoliquement bête; sa tenue n'est plus soignée comme autrefois; ses habits sont tachés, et plus d'une fois une goutte de liqueur s'échappant de sa lèvre débile vient maculer **son** linge. Ses mains sont tremblantes, ses **digestions** pénibles et laborieuses. Un sentiment de lassitude et de tristesse envahit tout son être et lui fait rechercher dans les alcooliques une excitation devenue nécessaire. Avec le temps, tous ces signes de décadence se prononcent de plus en plus; et, d'étape en étape, ou plutôt de chute en chute, il arrive finalement à la phthisie pulmonaire, à l'albuminurie ou à la paralysie générale.

En dehors de ses connaissances professionnelles, il ne sait rien ou peu de chose. Il n'ouvre jamais un livre; en revanche, il lit le *Siè-*

cle. C'est dans ce journal qu'il puise toutes ses notions de morale, de religion, de politique et d'histoire; aussi comme il en parle! Je me trompe, une fois il a parcouru l'*Histoire des Girondins* de Lamartine, et, depuis, il croit connaître la révolution française. Quand le soir il ne peut s'endormir, il lit les *Passe-temps secrets de Napoléon III* ou les *Amours de Louis XV.*

Ce personnage, vous le connaissez tous, vous le coudoyez dans la foule, vous le rencontrez dans la rue à chaque pas. C'est lui qui remplit les débits de boisson, les cafés, les alcazars, les cercles, avec des nuances, des variétés infinies qui dépendent de sa situation sociale, de son éducation, du milieu qu'il fréquente; mais c'est toujours le même homme avec les mêmes habitudes qui amènent fatalement la même dégradation physique, intellectuelle et morale. Et dire que par ce temps de suffrage universel il forme en France peut-être le quart des électeurs! Tristes suffrages!

FIN

TABLE

Au lecteur.. v

Lettres a un jeune médecin.

Première lettre...................... 7
Deuxième lettre...................... 17
Troisième lettre...................... 28
Quatrième lettre...................... 38
Cinquième lettre...................... 50

I. Les médecins et les sociétés de secours
mutuels.............................. 63

II. Lettre à propos de la nomination d'un
chirurgien d'hôpital de province....... 70

III. Du charlatanisme professionnel......... 81

IV. Savoir-faire et charlatanisme........... 92

V. De certains fléaux de la profession médicale................................. 105

VI. Mon dimanche, à M. J... P... 113

VII. Ma consultation, à M. J... P... 130

VIII. A qui la faute?...................... 144

IX. Quelques réflexions sur l'usage du tabac.. 153

X. La journée d'un triste personnage....... 171

FIN DE LA TABLE

PARIS. — IMPRIMERIE DE E. MARTINET, RUE MIGNON, 2.